Martina Fontana

Vegan ist nichts für Weicheier

Sechs Ernährungstrends im Familientest

HERBiG

Die Ratschläge in diesem Buch wurden von der Autorin und dem Verlag sorgfältig geprüft, dennoch kann keine Garantie übernommen werden. Jegliche Haftung der Autorin bzw. des Verlags und seiner Beauftragten für Gesundheitsschäden sowie Personen-, Sach- und Vermögensschäden ist ausgeschlossen.

MIX
Papier aus verantwortungsvollen Quellen
FSC www.fsc.org
FSC® C083411

Umschlag: Wolfgang Heinzel
Satz: Satzwerk Huber, Germering
Gesetzt aus: 11,5/14,7pt Minion Pro und 11,25/14,7pt Bliss
Druck und Binden: CPI books GmbH, Leck
Printed in Germany
ISBN 978-3-7766-2805-0

www.herbig-verlag.de

Für Karin und Rudi

Inhalt

Einleitung

Liebe Leserinnen und Leser,
als Ernährungsexpertin hat man es nicht immer leicht. Neulich zum Beispiel: Ich war mit meiner Familie bei einer Hochzeitsfeier. Braut, Bräutigam und die meisten Gäste waren zauberschön anzusehen. Die Sonne strahlte, und alle Anwesenden verfolgten gerührt die Trauungszeremonie. Besser und friedlicher ging es nicht. Dachte ich zumindest. Doch als das Buffet eröffnet wurde, veränderte sich plötzlich die Stimmung – das Publikum schien sich in mehrere Grüppchen aufzuteilen, und ich geriet in eine Art subtilen Stellungskrieg.

Instinktiv brachte ich mich in Sicherheit, blieb aber nah genug am Geschehen, um keinen Schlagabtausch zu verpassen. Und um zur Not auch argumentativ eingreifen zu können, wenn nötig. Aus meiner gesicherten Pole-Position beobachtete ich Unmengen an argwöhnischen Blicken, die erst das Buffet und dann andere Gruppierungen trafen. Dabei war das, was da an Speisen aufgefahren wurde, auf den ersten Blick durchaus beeindruckend, bunt und vielseitig. Aber einigen Gästen wohl nicht multilateral genug. Offensichtlich stellten die Grüppchen verschiedene Ernährungsform-Fraktionen dar, die jeweils zu ihrem Recht bzw. Sättigungsgefühl kommen wollten. Während die Anhänger der Fleischpartei – meist männlich mit auffällig zufriedenem Gesichtsausdruck – lautstark das Buffet lobten und sich begeistert noch eine Extrascheibe Schweinefilet auf den Teller packten, machte die Vegetariergruppe nicht nur eindeutig negative Bemerkungen, sondern auch pikierte Gesichter. Einige von ihnen tippten nervös auf ihren Fitnessarmbändern herum. Vermutlich, um herauszufinden, welche Maßnahmen sie post-Party ergreifen müssten, um zu verhindern, dass sich die wenigen zwar fleischlosen (aber nicht gerade kalorienarm aussehenden) Buffetkomponenten katastrophal auf den Rest ihres Lebens auswirken. Eine weitere Fraktion, überwiegend jüngere Frauen, outete sich als vegan. Sie diskutierten lautstark über dieses fast »rassistische« Buffet und schaufelten sich dabei schmallippig von dem relativ spärlich bemessenen Salatbouquet auf den Teller. Leider waren darauf auch die Rohköstler scharf, denen als Alternative nur die eigentlich als Deko gedachten Möhrchenrosen und Radieschenzapfen blieben. Erstaunlich entspannt wirkten dagegen die älteren Gäste – 50 plus –, die natürlich auch Hunger hatten. Aber anstatt zu diskutieren, schenkten sie den Motzkis ein freundliches Grinsen und nahmen sich vom Buffet das, worauf sie Appetit hatten. Eine ca. 60-Jährige zwinkerte mir zu und flüsterte: »Schlemmertag!« Ich lachte leise auf. Und nickte wissend. Im Augenwinkel registrierte ich, dass sich meine Tochter Nellie offenbar bereits mit einigen anderen Kindern verbündet hatte, um den Desserttisch umwegs- und schonungslos zu entern. Logisch – warum mit Gemüse aufhalten, wenn man Schokopudding und Erdbeeren haben kann? Die Kids flüsterten verschwörerisch miteinander, blickten sich von Zeit zu Zeit prüfend um und verschwanden dann in einen Nebenraum, damit sie ihre Schätze ungestört genießen konnten.

Die Gerissenheit und das Selbstverständnis der Kinder brachten mich erneut zum Schmunzeln. Aber leider schien das Fest für die anderen Gäste herum nicht allzu spaßig zu sein. Ich bemerkte wenige zufriedene, aber viele betrübte

Gesichter. Was war schiefgelaufen? Wurde bei der Hochzeitsplanung etwa nicht bedacht, dass das Thema Ernährung heutzutage genauso heikel sein kann wie ein zu enges Brautkleid? Dass Essen längst nicht mehr Wurstbrot, sondern Lifestyle ist? Offenbar nicht.

Fakt ist: Wir haben heutzutage große Ansprüche an unsere Ernährung – sollte sie uns früher vor allem satt machen, muss sie in diesen Zeiten außerdem gesund, fit und vor allem schlank halten (oder [wieder] machen). Und da es offenbar die Ideal-Ernährungsform nicht gibt, entstehen immer neue Trends (oder werden aus verstaubten Kisten wiedergeboren), die zu den ambitionierten Zielen führen sollen.

Immer mehr Menschen essen nicht mehr einfach nur, sondern ernähren sich. Viele fleischfrei, kohlenhydratarm oder überwiegend flüssig; andere fasten die meiste Zeit des Tages, wieder andere essen ausschließlich das, was sich roh verzehren lässt. Manche werden zu Tageslichtvegetariern; etliche essen nur, was (nach streng festgelegten Maßstäben) als »clean« gilt. Einige wenige holen sich ihre Nahrungsmittel sogar prinzipiell nur aus Mülltonnen, um ein Statement gegen Verschwendung abzugeben.

Essen scheint längst zu einer Art Ersatzreligion geworden zu sein; ein Thema, dem man sich intensiv widmen muss, weil die richtige Ernährung nicht nur Gesundheit, sondern auch Schönheit und ein langes Leben verspricht. Mindestens. Denn außerdem kann sie Auswirkungen auf das moralische und ethische Grundverständnis haben, dafür sorgen, dass man sich nicht nur körperlich, sondern auch mental besser fühlt, z. B., weil keine (oder zumindest weniger) Tiere leiden müssen. Wer hingegen einfach nur irgendetwas isst, ist nicht nur ignorant, sondern verspielt womöglich seine Chancen auf ein erfülltes Leben und einen krankheitsarmen Lebensabend, so der einhellige Tenor der mitunter doktrinär-anstrengenden Anhänger der verschiedenen Ernährungstrends.

Aber da hört es mit der Einhelligkeit auch schon auf. Schaut man sich die verschiedenen Trends genauer an, fällt einem schnell auf, dass es konträrer kaum geht. Behaupten z. B. die einen, dass Kohlenhydrate Teufelswerk sind und möglichst nur (tierisches) Eiweiß auf den Teller kommen sollte, bringt eine andere Fraktion argumentativ exakt das Gegenteil. Spannend: Trotz (oder wegen?) dieser offensichtlichen Gegensätzlichkeit halten die jeweiligen Verfechter ihre Variante für die ideale. Und fragt man nach Hintergründen/Fakten/Daten, berufen sich fast alle auf den aktuellen Stand der Wissenschaft. Und die (häufig dogmatischen) Ober-Auskenner führen zu Untermauerung gern zusätzlich Studien an, die bei genauerer Betrachtung leider häufig nicht sehr repräsentativ sind. Oder bemühen Statistiken, die – sagen wir mal – fragwürdig sind. So wird z. B. häufig von Vegetariern und Veganern ins Feld geführt, dass jeder fleischlos lebende Mensch durch seinen Verzicht rund 150 Tieren das Leben retten soll. Eine Zahl, die mir persönlich recht hoch und nur bedingt nachvollziehbar erscheint. Aber als Argument an einem Hochzeitsbuffet kann sie sehr beeindrucken. Zumindest, wenn man sie niemandem an den Kopf haut, der sich gerade den Teller mit Schnitzelröllchen und Hühnerschenkeln vollgepackt hat.

Egal, ob man sich mit dem Ernährungsdasein von Veganern, Vegetariern, Paleo-Anhängern, No-Carblern, Raw-Foodies, Clean-Eatern oder Freeganern (das sind die, die in Mülltonnen herumtauchen) beschäftigt – überall finden sich im Vergleich Widersprüche und Ungereimtheiten. Kein Wunder, dass immer mehr »normal essende« Menschen unsicher durch die Supermärkte laufen, weil sie nicht (mehr) wissen, was sie kaufen und dann auch essen sollen. Die ob der angeblichen Vorzüge nachdenken und nicht selten von ihrem schlechten Gewissen bedrängt werden, mal etwas Neues auszuprobieren oder am besten gleich in die eine oder andere Ernährungsrichtung zu konvertieren. Was dann aber meistens doch nicht passiert, weil die Trend-Auswahl einfach zu groß ist und die jeweiligen Auswirkungen auf die eigene Komfortzone nicht absehbar sind. Trotzdem bleibt bei vielen eine gewisse Neugierde und die Frage: Wie funktioniert der Ernährungstrend xy eigentlich wirklich, wie ergeht es anderen damit, wie sehr belastet er Portemonnaie und Familienleben?

Ebendiese Fragen gingen (und gehen) auch mir mit jedem neuen Trend durch den Kopf. Aber da ich ein experimentierfreudiger »Wechseltyp« bin, beschloss ich, nicht nur theoretisch über die offenen Fragen zu sinnieren, sondern mich auch praktisch mit den interessantesten Ernährungstrends auseinanderzusetzen. Meine Familie – Ehemann Alex (Beamter, *1967) und Tochter Nellie (Schulkind, *2009) – wurden in die Experimente integriert. So gut es eben ging. Unsere – witzigen, aber manchmal auch ziemlich abstrakten – Erfahrungen habe ich in Tagebuchform festgehalten. Zum Nachlesen für all jene, die vielleicht mit der einen oder anderen Variante sympathisieren und wissen wollen, wie es mit der Alltags- und/oder Familientauglichkeit aussieht. Und den Kosten und Folgen, die der jeweilige Trend verursacht. Aber auch aufgeschrieben für all die, die einfach nur einen Überblick möchten und/oder gute (Gegen-)Argumente für die nächste Diskussion am Buffet gebrauchen können.

Herausgekommen ist ein sehr persönliches Buch, das zusätzlich viele sachliche Informationen und im zweiten Teil erprobte strategische Ansätze für den Weg in eine individuelle Ernährungsform bietet. Aber lesen Sie selbst! Ich wünsche Ihnen viel Freude, gute Erkenntnisse und hoffe, dass Sie Lust bekommen, Ihren ganz persönlichen Ernährungsstyle zu entdecken, mit dem Sie den hoffentlich gesunden Rest Ihres Lebens zufrieden sind.

Ihre Martina Fontana

TEIL 1

Angerichtet und ausprobiert

Mein Paleo-Einkaufszettel

Viel Obst (Äpfel, Birnen, Orangen etc.)
Noch mehr Gemüse (z. B. Tomaten,
Paprika, Spinat, Süßkartoffeln)
Rindfleisch, Geflügel
Gehacktes (gemischt)
Eier
Frischfisch (Lachs, Hering)
Geräucherter Lachs
Nüsse
Olivenöl
Tahin (Sesammus)

OKTOBER 2015:

Paleo oder Höhlenkost ist nicht lustig!

So funktioniert Paleo

Paleo ist auch als »Steinzeit-Diät« bekannt. Dabei handelt es sich jedoch nicht um eine Diät im landläufigen Sinn, sondern um eine Form der Ernährungsumstellung, die zu einem gesünderen, weil natürlicheren Essverhalten verhelfen soll. Als Vorbild dient die Ernährung, wie sie unsere Vorfahren, die Höhlenmenschen, während der Altsteinzeit (Paläolithikum, daher der Name) praktiziert haben sollen. Nach Meinung der Befürworter überfordert unsere heutige Ernährung den Organismus; »Ursprüngliches« wird als geeigneter angesehen und deshalb bevorzugt.

Erlaubte Hauptlebensmittel

Fleisch, Fisch, Nüsse, Samen, Eier, Gemüse, Obst (mit einigen Ausnahmen, z.B. Ananas, Banane, Mango)

Eher tabu

Getreide(-produkte), Milch(-produkte), Kartoffeln, Hülsenfrüchte, stark verarbeitete Lebensmittel (Fertigprodukte, Fertiggerichte etc.), Lebensmittel mit Zusätzen wie Geschmacksverstärkern, Farbstoffen, Konservierungsmitteln, alle Industrie-Zuckerarten

Vor meinem Selbstversuch

Gewicht: 61,5kg, Fitness: okay, Gesundheitszustand: gut, Ernährung: relativ kohlenhydratlastig, viele Vollkornprodukte, Teilzeitvegetarierin (vier Tage pro Woche fleischfrei), 1x wöchentlich Fisch, mehr Obst als Gemüse. Täglich ein Stück Kuchen.

Mein Plan

Ich verzichte komplett auf Kohlenhydrate und fast vollständig auf Milchprodukte. Stattdessen erhöhe ich den Fleisch- und Fischanteil deutlich und versuche, auch mehr Eier als bisher zu essen. Zusätzlich soll mehr Gemüse auf den Teller.

Für einen sanften Einstieg plane ich drei Beobachtungstage[1] ein.

5. Oktober, Montag: 1. Beobachtungstag

Es geht los! Da Zeit wie immer knapp ist, versuche ich, mich in möglichst kurzer Zeit möglichst schlau über Paleo zu machen. Ich lese viel und erfahre Spannendes, aber es dauert nicht lange, bis mir auffällt, dass das, was einige Verfechter veröffentlichen, bisweilen rigorose bis fanatische Tendenzen aufzeigt. Hm, eine Ernährungsform mit Sektencharakter?

Ich beschließe, mir den Spaß nicht jetzt schon zu verderben, sondern so lange wie möglich bewertungsfrei und offen zu bleiben. Hochmotiviert lese ich weiter. Auf meinem Schreibtisch stapeln sich diverse Paleo-Bücher, von denen manche einen umfangreichen Rezeptteil bieten. Das ist nicht nur praktisch, sondern auch wichtig, denn heute ist Montag und somit der Tag, an dem ich seit Jahren festlege, was ich an welchem Tag der Woche abends für die Familie kochen werde. Normalerweise stellt das kein großes Problem dar, denn

1 Letztlich habe ich zu Beginn jedes Experiments maximal drei Beobachtungstage durchgeführt, an denen ich – mehr oder weniger – normal weitergegessen und mir anhand einer Liste (1. Spalte: z. B. »Paleo-konform«, 2. Spalte: »Eigentlich tabu«) einen Überblick verschafft habe, inwieweit meine aktuelle Ernährung von den Vorgaben des jeweiligen Ernährungstrends entfernt war. Das hatte den Vorteil, dass mir die problematischen Aspekte sehr schnell deutlich wurden.

ich habe mir im Laufe der Jahre ein nettes Repertoire an Rezepten zugelegt, aus dem ich immer wieder schöpfen kann. Und all diese Gerichte werden von Mann und Kindern nicht nur akzeptiert, sondern sogar auch gegessen! (Hausfrauen-) Herz, was willst du mehr?!

Aber heute ist alles anders, und ich spüre erneut ein mulmiges Gefühl in mir aufsteigen. Keines der Rezepte spricht mich besonders an – und ich ahne, dass es nicht nur schwierig werden wird, meine sechsjährige Tochter Nellie von meinem neuesten Ernährungsexperiment zu begeistern, sondern auch mich selbst.

Die meisten Rezepte strotzen logischerweise vor Fleisch. Ungünstig für Nellie und mich, denn wir kommen eigentlich prima ohne aus. Nur meinem Mann läuft das Wasser im Mund zusammen, als ich ihm abends einige Menüfotos zeige. Paleo muss doch auch fleischarm oder vegetarisch gehen, denke ich mir und mache ich mich im Netz auf die Suche nach weiteren Rezepten. Ich werde fündig (z.B. unter www.paleo360.de). Aha, es gibt also eine gewisse Vielfalt, jedoch klingen viele Beschreibungen ziemlich abenteuerlich: Sardinen-Auberginen-Wrap, Süßkartoffel-Zimt-Soufflé … Na, ich weiß nicht. Aber ich wollte ja nicht allzu voreingenommen sein – ich werde schon etwas finden, das wir essen können und auch mögen. Fürs Erste schreibe ich mir fünf Rezepte heraus, die ich ausprobieren werde. Ich bin gespannt und gleichzeitig froh, dass ich mir einige Beobachtungstage gegönnt habe … Gleich in die Vollen zu gehen, würde mich definitiv überfordern.

7. Oktober, Mittwoch: letzter Beobachtungstag

Die Tabu-Liste zeigt Wirkung. Zumindest bei mir. Ich komme bereits jetzt recht gut ohne Brot, Nudeln, Reis und Kartoffeln aus, allerdings streikt der jüngste Spross der Familie

— Gut zu wissen: FLEISCH UND FISCH.

Bei Paleo stellen Fleisch und Fisch die einzigen Eiweiß-Lieferanten dar, denn Milchprodukte und Hülsenfrüchte sind verpönt. Es wird empfohlen, möglichst nur hochwertiges (Bio-) Fleisch von freilebenden Weidetieren zu verzehren, weil konventionell in Massentierhaltung hergestelltes Fleisch hormonell und medikamentös (Antibiotika) belastet ist. Fisch und Meeresfrüchte sollten idealerweise frisch und aus Wildfang sein, denn Tiefkühlware stammt meist aus Fischfarmen.

DGE und WHO warnen seit Jahren vor den gesundheitlichen Gefahren eines hohen Fleischkonsums. Und auch wenn Fisch grundsätzlich gesund und empfehlenswert ist, sollte man bedenken, dass eine solche Ernährungsform sehr zur gnadenlosen Überfischung der Meere beiträgt.

Inwieweit eine stark fleisch- und fischhaltige Ernährung aufgrund der enthaltenen Purine Zivilisationskrankheiten wie Gicht und Rheuma auslösen kann, wird von Paleoanern kaum diskutiert.

schon in dieser frühen Phase. Verständlich, denn mal ehrlich, was soll ich einer Schulanfängerin, die mit belegten Broten sozialisiert wurde, in die Frühstücksbox packen? Ein gekochtes Ei, geschnittene Salatgurke und sieben Mandeln? Habe ich heute versucht, aber sie war not amused. »Mama, ich hatte ganz doll Hunger!«, rief sie mir entgegen, als ich sie aus dem Hort abholte. »Die anderen hatten alle so leckere Brote dabei, und ich konnte mir nur ein Ei pellen!« Ihr standen Tränen der Entrüstung in den Augen, und mich quälte für den Rest des Tages mein schlechtes Gewissen. Vielleicht sollte ich ihr morgen drei Wiener Würstchen mitgeben? Sind die erlaubt? Steinzeitmenschen hatten sicher keine Würstchen, zumal diese Fleischprodukte zu den relativ stark verarbeiteten Lebensmitteln gehören. Also lese ich erst mal nach und finde heraus: Schinken, Bacon und (Wild-)Salami werden von den Paleo-Experten in verschiedenen Rezepten verwurstet. Seltsam. Mir scheint, auch bei diesem Ernährungsstil gibt es eine Art Freestyle. Oder wie Pippi Langstrumpf singt: Ich mach' mir die Welt, wie sie mir gefällt!

8. Oktober, Donnerstag: Jetzt wird's ernst

Der Morgen beginnt seltsam. Seit heute gibt es nämlich keinen leckeren Cappuccino mehr zum Wachwerden, denn Milchschaum ist tabu. Kaffee steht bei den meisten Paleo-Anhängern eigentlich auch auf dem Index, aber offenbar gibt es zu viele Sympathisanten, die nicht auf ihren Koffeinkick verzichten können oder wollen. Ich gehöre eindeutig dazu. Und ich mag keinen schwarzen Kaffee. Also suche ich einen milchähnlichen Ausweg und entdecke einen Tipp, bei dem sich mein Magen schon beim Lesen umdreht: »Rühren Sie etwas Kokosöl und geklärte Butter in Ihren Kaffee.« Ja, spinnen die denn? Wer trinkt denn so etwas? Fast entschuldigend steht dabei, dass sich dieses Gebräu »Bulletproof« nennt und die Fettverbrennung ankurbeln soll. Ändert nichts, bei mir kurbelt es nur Übelkeit an. So ein »Getränk« werde ich nie und nimmer herunterbringen, keine Chance! Ich spiele kurz mit dem Gedanken, das Experiment abzubrechen, verwerfe ihn jedoch gleich wieder und suche nach halbwegs erträglichen Alternativen: Kaffee doch nur noch rabenschwarz? Bäh, geht echt nicht. Künftig gar keinen Kaffee mehr und in die Teefraktion wechseln? Auch die Idee zündet nicht. Müde und leicht nervös suche ich weiter und stoße in meiner Paleo-Bibel auf einen kleinen, aber feinen Hinweis: »Rühren Sie etwas Schlagsahne in Ihren Kaffee. (…) Kaffee mit Sahne schlägt jeden Latte macchiato um Längen!« Ich danke dem Himmel

Gut zu wissen: MILCH.

Dass Milch und Milchprodukte gar nicht so gesund sind, wie früher gern propagiert wurde, spricht sich langsam herum. Natürlicherweise soll Kuhmilch Kuhbabys versorgen, keine Menschen. Für uns hat die Schöpfung nur eine Milchart und eine Milchphase vorgesehen: die Muttermilch in der Stillzeit. Nach der Stillphase verlieren wir relativ schnell die Fähigkeit, das Enzym Laktase zu produzieren. Dieses wird jedoch benötigt, um Milchzucker aufzuspalten und zu verdauen. Da wir unseren Kindern schon früh und in relativ großen Mengen (Kuh-)Milchprodukte geben, versucht der Organismus dem Herr zu werden, indem er weiterhin Laktase produziert. Dennoch kommt es häufig vor, dass die Laktaseproduktion irgendwann ganz oder teilweise eingestellt wird. Dann leidet der Mensch unter der sogenannten Laktoseintoleranz mit all ihren unangenehmen Folgen.

Außerdem enthält Kuhmilch Casein, das allergische Reaktionen hervorrufen kann, sowie Wachstumshormone, die bei Experten für Unmut sorgen, weil sie im Verdacht stehen, das Wachstum von Krebszellen zu fördern und Akne auszulösen.

Für Paleo-Anhänger ist der Verzehr von Milch- und Milchprodukten nicht steinzeittypisch, da sie erst vor relativ kurzer Zeit (vor ca. 12 000 Jahren) in den menschlichen Speiseplan aufgenommen wurden. Wer dennoch nicht auf Milchprodukte verzichten möchte, dem wird empfohlen, den Verzehr auf ein Minimum zu beschränken und ausschließlich auf Erzeugnisse von Kühen aus Weidehaltung (nur Grasfütterung) zurückzugreifen. Alternativ werden Schafs- oder Ziegenmilch(-produkte) empfohlen, da diese deutlich weniger allergieverdächtiges Casein enthalten. Trotzdem: Artfremd bleibt artfremd.

für diesen Tipp, den ich natürlich sofort ausprobiere und erstaunlich passabel finde. Dass Schlagsahne ein Milchprodukt ist, nehme ich gelassen hin und rede mir ein, dass die Menge im Verhältnis zu meinem bisherigen Milchkonsum lächerlich gering ist – immerhin habe ich bis zu fünf Cappuccinos täglich getrunken, das entspricht erschreckenderweise einem dreiviertel Liter Milch. Seltsam, dass ich das vorher nie ausgerechnet habe. Paleo schürt also mein Bewusstsein und lässt mich Eingefahrenes überdenken. Begeistert genieße ich meine neue Kaffeekreation zu einem Frühstück, das aus einer mit gebratenen Hähnchenbrustwürfeln, Tomatenstücken und Baconstreifen gefüllten Avocado besteht, und sinniere darüber, welche Erkenntnisse und Geschmackserlebnisse mir dieses Experiment wohl noch bescheren wird. Als ich mich wenig später meinem Tagwerk zuwende, muss ich feststellen, dass mein »Caffè con panna« offensichtlich deutlich mehr Koffein enthält als der Standard-Cappuccino. Eigentlich logisch, denn mein wunderbarer Kaffeevollautomat füllt mir nun statt eines Espressos mit aufgeschäumter Milch einen Caffè Crema (200 ml) in meine Lieblingstasse. Dummerweise aber bekommt mir viel Koffein gar nicht gut. Ich beschließe, die starke innerliche Unruhe, mit der ich nun zu kämpfen habe, auszuhalten, bis die Wirkung nachlässt, und alle weiteren Gedanken über meine künftigen Koffeindosen auf später zu verschieben.

Nachmittags wartet bereits die nächste Überraschung auf mich: Ich bemerke, dass die Paleo-Grundsätze – je nach Quelle und Radikalität des Verfassers – variabel bis flexibel sind. Was ein Experte verpönt, kann dem nächsten durchaus eine Abweichung wert sein. Gut finde ich, dass viele Grundsätze eher Empfehlungen zu sein scheinen. Das entspannt mich und macht mir das Dasein als Paleo-Jünger an der einen oder anderen Stelle durchaus angenehmer.

Diese großzügige Betrachtungsweise ist auch hilfreich, als ich, wieder ziemlich hungrig, nach weiteren Rezepten suche. Je mehr ich finde und je näher ich mir die Zutatenlisten betrachte, umso seltsamer kommt mir diese grundsätzliche »Steinzeit-Ableitung« vor: Hatten unsere (europäischen) Vorfahren tatsächlich Thunfisch, Kokosmilch, Zimt, Curry, Süßkartoffeln, Paranüsse usw. zur Verfügung? Nun, daran dürfte wohl nicht nur ich zweifeln. Brokkoli? Spargel? Gelbe Zucchini? Möglich, aber fraglich. Auberginen gab es vielleicht. Und Pastinaken. Aber die gehen in unserer Familie leider gar nicht. Ich unterbreche meine Suche und vertreibe meinen ewigen Hunger mit zwei Bananen und einer großen Portion selbst gemischtem Studentenfutter. Ich ahne, dass dieses Ernährungsexperiment keine leichte Sache wird. Für mich nicht, und schon gar nicht für den Rest der Familie.

9. Oktober, Freitag: Mittendrin statt nur dabei

Paleo fällt mir nicht nur schwer, sondern macht mich langsam, aber sicher zu einem einsamen Einzelkämpfer. Nellie, die bisher ernährungsmäßig recht neugierig und experimentierfreudig war, ist bereits ausgestiegen. Knall auf Fall. Und endgültig. Weder gutes Zureden noch verrückte Versprechungen halfen (»Wenn du noch ein paar Tage durchhältst, gehen wir ein riesiges Eis essen. Mindestens 10 Kugeln. Und danach Pommes. Ehrenwort!«). Keine Chance. Heute Morgen verweigerte sie mit entschlossener Miene das Frühstücksomelette und kramte aus der hintersten Ecke des Küchenschranks eine angebrochene Packung Knäckebrot, die verdächtig leer aussah. Mein lieber Mann fing meinen fragenden Blick auf und beantwortete ihn mit einem verdächtigen Hüsteln. Verrat! Ich verzichte auf jegliches Getreide, und er isst Knäckebrot? So hatten wir nicht gewettet!

Gut zu wissen: GETREIDE.

Getreide wird vom Menschen seit ca. 10000 Jahren verarbeitet und gegessen. Alle Getreidesorten enthalten viele Kohlenhydrate und damit viel Energie, die (zu) schnell in den Blutkreislauf gelangt. Deshalb werden sie nicht nur von Paleo-Experten an den Pranger gestellt. Da die meisten Getreideprodukte jedoch sehr schmackhaft sind, werden sie gern und häufig verzehrt. Im Übermaß konsumiert, sorgt das Zuviel an »schneller Energie« jedoch dafür, dass vermehrt Fett eingelagert und Zivilisationskrankheiten wie Diabetes Vorschub geleistet wird. Seit Längerem steht das Klebereiweiß des Getreides, das Gluten, im Verdacht, immer mehr Menschen gesundheitliche Probleme zu bereiten. »Glutensensitivität« (Überempfindlichkeit) oder »Glutenintoleranz« (Unverträglichkeit) werden vermehrt diagnostiziert. Nach neuesten wissenschaftlichen Erkenntnissen enthalten Getreidekörner außerdem Gifte, die sie eigentlich vor Fressfeinden schützen sollen. Hierzu zählen Lektine, eine Proteinart, die sich an die menschliche Darmschleimhaut andocken und dort schwerwiegende Probleme verursachen kann. Ebenfalls kritisch bewertet werden Phytate, die die unangenehme Eigenschaft haben sollen, essenzielle Nährstoffe wie Zink, Magnesium und Kalzium an sich zu binden und damit dem Körper die Aufnahme dieser wichtigen Mineralien zu erschweren. Pikanterweise kommen diese in besonders hoher Dosis in den gemeinhin als besonders gesund geltenden Vollkornprodukten vor. Und je mehr Phytate enthalten sind, umso schwieriger sollen auch die Vitamin-D-Aufnahme und die Versorgung mit Vitamin A, C und B12 sein.

In der Paleo-Lehre wird vehement vom Verzehr sämtlicher Getreidearten (inklusive Reis und Mais) und aller Pseudo-Getreide wie Quinoa, Buchweizen und Amaranth abgeraten.

Und warum ist das Nutella-Glas, das wir vor Monaten für den Notfall gekauft hatten, fast leer?

Offensichtlich fehlen meiner Familie die regelmäßigen Brotrationen. Ich vermisse eigentlich nur den selbst gebackenen Kuchen, von dem wir uns normalerweise fast täglich nachmittags ein Stück schmecken lassen. Der fällt nun aus verschiedenen Gründen und allerschwersten Herzens weg: zu viel Getreide, zu viel Zucker, die falschen Fette. Mit den süßen Alternativen, die mein Paleo-Kochbuch hergibt, habe ich mich aus ästhetischen Gründen noch nicht beschäftigt. Soll heißen: Die Fotos der Endergebnisse sprechen mich so gar nicht an. Aber das kommt vielleicht noch, wenn ich erst mal lange genug entwöhnt bin …

Abendbrot ohne Brot ist auch so ein Problem. Dennoch habe ich den Eindruck, dass mein Mann die fleischlastigen Abendessen der letzten Tage durchaus genossen hat: Hühnerkeulen mit Ratatouille*[2], italienische Fleischklößchen auf Gemüsespaghetti*, Spinatcurry mit Kürbis* oder mit Hackfleisch gefüllte Zwiebeln* gehörten zu den Gerichten, mit denen auch ich mich anfreunden konnte. Nellies Urteil war allerdings jedes Mal ungeschminkt und gnadenlos: »Warum gibt es keine Kartoffeln dazu? Oder wenigstens Reis?« Dabei findet sie Reis eigentlich total langweilig. Für die Gemüsespaghetti, die ich tapfer und ausdauernd als Pasta-Alternative gehobelt hatte, fand sie keine Worte. Sie probierte und ließ die Zucchinifäden quasi im selben Moment angewidert aus dem Mund fallen. Da blieb kein Raum für mütterliche Fehlinterpretationen.

Zurück an den Frühstückstisch. Das Kind isst sich also an drei Knäckebrotscheiben mit Nutella satt, während ich zwei

---

2 Dieses Rezept – und viele weitere – (mit * gekennzeichnet) finden Sie unter www.vegan-ist-nichts-fuer-weicheier.de.

Scheiben Vollkorntoast aus dem Tiefkühler nehme, um ihr daraus ein Sandwich mit Kräuterfrischkäse und Salatgurke für die Schule zuzubereiten. Nun gut, ihre Verweigerung hat auch einen Vorteil: Sie darf sich als Brot essende Aufmüpfige »opfern« und die noch im Kühlschrank verloren vor sich hin träumenden Wurst- und Käsevarianten aufessen. Dann muss wenigstens nichts weggeworfen werden.

Dieser Gedanke erinnert mich daran, dass ich unbedingt die finanzielle Seite unseres Experiments beleuchten muss. Das (sinnvollerweise) empfohlene Biofleisch hat nämlich einen extremen Nachteil: Mal abgesehen davon, dass auch diese Tiere vermutlich nicht totgestreichelt wurden, ist es einfach teuer! Hin und wieder gekauft und gegessen, ist eine solche Ausgabe durchaus vertretbar, aber die Mengen, die ich alleine in den letzten sechs Tagen gekauft und verarbeitet habe, schlagen ordentlich zu (Haushalts-)Buche. Das Geld, das wir im Gegenzug bei Milchprodukten und Brot eingespart haben, steht dazu leider in keinem Verhältnis.

Während ich die Toastscheiben mit Gurke belege, rechne ich im Kopf überschlagweise aus, was uns der Spaß schon gekostet hat. Mein Mann lenkt mich ab, indem er jene Diskussion mit mir anfängt, die ich schon seit Tagen befürchte: Ob ich denn wirklich glaube, dass es gut ist, ganz auf Getreide und Milchprodukte zu verzichten? Und dass er sein Leben als Teilzeit-Vegetarier eigentlich ganz okay fand. Und wie lange ich denn noch gedenke, »Mammuts« zubereiten zu wollen. O je, er schwächelt also ebenfalls, das ist nicht zu überhören. »Nun«, antworte ich und versuche, möglichst versöhnlich zu klingen, »mir fällt die Umstellung auch nicht gerade leicht, aber fürs Aufgeben ist es doch noch etwas zu früh, finde ich. Was hältst du davon, wenn ich uns morgen ein Paleo-Brot backe?« Dass ich dafür erst noch in den Bioladen muss, um teures Leinsamenmehl und Tahin (für

Nichtauskenner: Sesammus) zu kaufen, lasse ich sicherheitshalber unerwähnt. Denn wenn mein Mann ebenfalls anfängt zu rechnen, ist das Paleo-Experiment passé.

12. Oktober, Montag: Sind Herausforderungen nicht da, um gemeistert zu werden?

Das Brot ist gebacken und schmeckt gar nicht so schlecht – zumindest solange es noch lauwarm ist. Leider mache nur ich diese Erfahrung, denn als Mann und Tochter sich zum Abendessen einfinden, ist der Laib längst erkaltet und hat seine Konsistenz von »recht locker« in »extrem gummimäßig« geändert. Ich ahne, dass dieses Brot in keinster Weise dazu beitragen wird, den bröckelnden Durchhaltewillen meines Mannes zu festigen, im Gegenteil. Ich kaue tapfer an meiner Scheibe Gummibrot, die ich mit geräuchertem Bio-Lachs belegt habe, und gebe mir alle Mühe, ihn zu besänftigen, indem ich die Platte mit den Gemüseschnitzen zu ihm hinüberschiebe. Der Erfolg ist, wie nicht anders zu erwarten, mäßig. Es ist nicht nur das Brot, das ihn so missmutig stimmt, sondern auch die sehr eingeschränkte Auswahl an Belag für die Gummischnitten: mittelleckere Avocadocreme, Tomatenscheiben und Rührei – mehr geben meine Zeit, Fantasie und Paleo-Rezeptsammlung leider nicht her. Keine guten Voraussetzungen, um die Abendessen der nächsten Tage zu besprechen. Ich beschließe, seine Meinung zu meinen Vorschlägen bis zum Ende des Experiments nicht mehr abzufragen und ihm stattdessen vollendete Tatsachen respektive gefüllte Teller zu präsentieren.

Später sitzen wir vor dem Fernseher und knabbern hingebungsvoll einige Nüsse. Leider gehören unsere Favoriten offensichtlich nicht zu denen, die man laut Paleo bevorzugt essen sollte. Ich liebe Paranüsse und muss erfahren, dass die

Gut zu wissen:

SCHLECHTE FETTE, GUTE FETTE.

In der Paleo-Ernährungslehre erfährt der Makronährstoff Fett eine Renaissance. Ist er in vielen Ernährungsformen und Diäten eher verpönt, darf der Paleo-Jünger in Fett schwelgen. Aber natürlich nicht undifferenziert.

Unbestrittene und allgemeingültige Fett-Fakten: Fettsäuren sind lebensnotwendig. Man unterscheidet zwischen gesättigten, einfach ungesättigten und mehrfach ungesättigten Fetten. Die meisten Fettsäuren kann der menschliche Körper selbst herstellen, jedoch nicht alle.

Gesättigte Fettsäuren, die lange als böse Cholesterinerhöher, Dickmacher und Mitverursacher von diversen Zivilisationskrankheiten galten, werden teilweise rehabilitiert. Alle gesättigten Fettsäuren, die natürlichen und tierischen Ursprungs sind (Fleisch, Milchprodukte), gelten – nicht nur bei Paleo – jetzt eher als gesundheitsförderlich. Besonders kaltgepresstes Kokosöl hat in der Paleo-Küche einen Ruf als Wunderfett, weil es hitzebeständig und gut haltbar ist. Den Eigengeschmack muss man allerdings mögen.

Immer noch werden (ganz und teilweise) hydrogenisierte Fettsäuren abgelehnt. Diese auch unter der Bezeichnung »Transfette« bekannten Fettsäuren werden chemisch erzeugt und von der Lebensmittelindustrie besonders gern eingesetzt, um Backwaren, Fertigprodukte, Fast- und Convenience-Food besser verarbeitbar und haltbarer zu machen. Urteil: Ungesund, bei übermäßigem Verzehr sogar schädlich.

Anders die *ungesättigten Fettsäuren*, sie sind für den Körper wichtig. Zu den mehrfach ungesättigten Fettsäuren zählen Omega-3 und Omega-6. Beide sind essenziell, das heißt, sie können vom Körper nicht selbst hergestellt und müssen daher über die Nahrung zugeführt werden. Beide gelten nach

Expertenmeinung als gesund, wobei die Omega-6-Fettsäuren neuerdings jedoch eher als Entzündungsauslöser und Verursacher von chronischen Krankheiten gelten. Unglücklicherweise liegt der Anteil Omega-6 zu Omega-3 in unserer modernen Ernährung bei ca. 20:1. Hauptgrund hierfür ist der überaus hohe Anteil an Keimölen (Sonnenblumen, Distel, Raps etc.) – nicht nur in der Privatküche sehr beliebt, sondern auch von der Lebensmittelindustrie gerne für Fertiggerichte und andere abgepackte (Back-)Waren verwendet. Da Tiere häufig mit Soja, Mais und sonstigem Getreide gemästet werden, findet sich Omega-6 auch verstärkt im Fett des Schlachtviehs.

Paleo-Experten gehen davon aus, dass unsere Steinzeit-Vorfahren Omega-3- und Omega-6-Fette etwa zu gleichen Teilen gegessen haben. Für unsere moderne Ernährung wird empfohlen, höchstens viermal so viele Omega-6- wie Omega-3-Fettsäuren zu verzehren. Relativ viel Omega-3 steckt in fettem Fisch (Lachs, Makrele, Sardelle, Hering, Sardine – wild gefangen), Eigelb, weniger in Rindfleisch aus Weidehaltung. Bei den Ölen gilt Olivenöl als besonders günstig, weil das Verhältnis Omega-6 zu Omega-3 bei nur 8:1 liegt (Sonnenblumenöl 120:1).

viel zu viele (ungesunde) Omega-6-Fette enthalten. Mehr als zwei pro Tag sollte man davon deshalb nicht essen. Ich bin schockiert und gleichzeitig deprimiert ob dieser homöopathischen Menge. Noch schlimmer trifft es meinen Mann, der besonders gern Erdnüsse knabbert, am liebsten gesalzen, aber zur Not auch ungewürzt und ungeröstet. Super gesund, dachte er bisher, aber nein, denn: Erdnüsse sind gar keine Nüsse, sondern Hülsenfrüchte, und die sind bei Paleo bekanntermaßen tabu. Zudem – wie sollte es auch anders sein – strotzen Erdnüsse nur so vor Omega-6-Fettsäuren. Frust macht sich auf dem Sofa breit.

14. Oktober, Mittwoch: Aufgeben ist keine Option, solange es Hackfleisch gibt

Es ist Tag neun des Experiments angebrochen, und ich kann es nicht anders beschreiben: Ich fühle mich mangelernährt. Nicht im wissenschaftlichen Sinn, denn mein Gemüse- und Obstverzehr ist rekordverdächtig. Nein, mir mangelt es eindeutig an Lebensmitteln und Gerichten, die meinem Geschmack entsprechen, auf die ich mich freue, die meinen Appetit anregen. Stattdessen bin ich dauerhungrig. Dieser Umstand hat durchaus einen positiven Effekt: Ich bin putzmunter, fast aufgedreht und habe das Gefühl, dass meine Sinne extrem geschärft sind. Kein Wunder, denn ich sehe mich ja ständig nach Nahrhaftem und Schmackhaftem um, das mich sättigen soll. Jetzt ist mir endlich klar, was mich mit den Steinzeitmenschen verbindet – der ewige Hunger und die Suche nach Nahrung! Ich hätte nie gedacht, dass Lebensmittel meinen Alltag so dominieren könnten.

Hunger hin oder her, das Leben muss weitergehen. Heute bin ich mit einer Freundin in unserem Lieblingsrestaurant verabredet. Wir treffen uns dort regelmäßig, weil es so leckere (und preiswerte) Mittagsangebote gibt. Leider steht aber ausgerechnet heute absolut nichts Paleo-Konformes auf der Mittagskarte. Ich könnte ein ganzes Schwein, äh Mammut vertilgen, wenn ich Fleisch noch mögen würde. Ich weiß ehrlich gesagt nicht, worauf ich gehofft hatte, aber IRGENDETWAS, das schmeckt und mein wackelndes Experiment nicht noch mehr gefährdet, wäre schon toll … Also weiche

Gut zu wissen:
STÄRKE, ZUCKER UND GEMÜSE.

Die meisten Menschen essen extrem kohlenhydratreich (= stärkelastig), wobei die meisten Kohlenhydrate in Form von Getreide(-produkten) aufgenommen werden. In der Paleo-Ernährungslehre ist die Kohlenhydrataufnahme äußerst beschränkt. Da alle Getreidesorten und auch Zucker untersagt sind, wird empfohlen, den Stärkebedarf hauptsächlich über Gemüse zu stillen. Das hat den Vorteil, dass der Körper viele Nähr- und Ballaststoffe bekommt. Weitere akzeptierte Stärkequellen der Paleo-Anhänger sind Süßkartoffeln, Kochbananen und geschälter Reis, weil diese Lebensmittel sogenannte sichere Stärke enthalten. Diese Stärke soll in der Regel besser vertragen werden; die für viele Menschen unangenehmen Begleiterscheinungen, die »normales« Getreide und auch Zucker nach sich ziehen, entstünden nicht oder seien deutlich abgemildert. Wer als Paleoaner nicht auf Gesüßtes verzichten kann oder möchte, dem wird Imkerhonig empfohlen.

ich auf die Hauptkarte aus und finde: nichts. Süßkartoffeln, die einzig akzeptierte Kartoffel, gibt es hier natürlich nicht. Das Angebot ist vielfältig, aber eben doch sehr kohlenhydratlastig. Sechs verschiedene Nudelgerichte springen mir ins Auge. Mir läuft das Wasser im Mund zusammen, und ich fühle mich leicht schwindelig. Sollte ich nicht doch eine klitzekleine Pastavariante bestellen? Nein! Ich reiße mich mental am Riemen und bestelle schnell, bevor ich es mir anders überlegen kann, hausgemachte Buletten. Denn die schmecken hier erfahrungsgemäß richtig gut. Ich bin recht stolz auf meine Willenskraft, merke aber, dass ich mich auf sehr dünnem Eis bewege. Mir ist nämlich herzlich egal, ob die

Buletten mit Semmelbröseln oder Mandelmehl zubereitet wurden, dafür bin ich einfach zu hungrig! Und der Hunger vernebelt mein Hirn. Auch über die zusätzlich bestellte Gemüsebeilage denke ich nur kurz nach: Okay, ist großzügig bemessen und schmeckt lecker. Mehr nicht. Ich bin froh, dass mir Buletten noch nicht ganz zum Hals raushängen. Ein Glück, dass es meiner Tochter genauso geht. Besten Gewissens lasse ich ihr zwei besonders schöne Exemplare fürs Abendessen einpacken. Meinem Mann bringe ich nichts mit, denn er ist heute Abend zum Skat verabredet. Was und welche Mengen er dort schlemmen wird, möchte ich lieber nicht wissen. Futterneid macht so schrecklich unentspannt.

17. Oktober, Samstag: Durchhalten mit Hilfsmitteln

Tag 12. Und zum Frühstück gibt es mal wieder Eier. Wir haben in den letzten Tagen so viele davon geköpft, dass die Ernährungsexpertin in mir unüberhörbar und langanhaltend die Alarmglocke schlägt. Unter normalen Umständen lautet meine klare Meinung zu Eiern: Die Dosis macht auch hier das Gift! Ich traue dem Frieden nicht, die aktuellen wissenschaftlichen Aussagen überzeugen mich (noch) nicht, mein Bauch sagt laut »Nein!« zu einem Dutzend Eiern pro Tag. Ohne Frage, so ein Ei ist eine wahre Nährstoffbombe – zumindest für ein sich in der Schale entwickelndes Vogeljunges, das damit bis zum Schlüpfen optimal versorgt wird. Aber ich finde, es ist wie mit der Kuhmilch: Vogel ist Vogel, und Mensch ist Mensch.

Vor einigen Monaten besuchte ich die Show von Patrick Heizmann, dem Erfinder der »Ich-bin-dann-mal-schlank-Diät«. Sehr sympathisch, wie er aktuelles Ernährungswissen unters Volk bringt. Auch ich habe viel geschmunzelt, aber als er dann so nebenbei erwähnte, dass er an manchen Tagen bis

Gut zu wissen: EIER.

Neuesten wissenschaftlichen Erkenntnissen zufolge wurden Eier wohl lange Zeit zu Unrecht verteufelt. Nun heißt es, dass sich ein hoher Eierkonsum nur bei relativ wenigen Menschen auf den Cholesterinspiegel auswirken soll. Eier gehören zu den nährstoffreichsten Lebensmitteln überhaupt; allein im Eigelb sind 13 essenzielle Nährstoffe enthalten, u. a. Vitamin A, B, E, Vitamin D sowie Jod. Und im Eiweiß finden sich alle neun essenziellen Aminosäuren. Eier enthalten außerdem gesunde Fettsäuren, z. B. das wichtige Omega-3. Allerdings sollte beim Einkauf unbedingt auf Bio-Qualität geachtet werden, da Eier von Legebatterien-Hennen aufgrund der Fütterung bis zu 19-mal mehr von dem entzündungsbegünstigenden Omega-6 enthalten. Auch wenn das Ei neuerdings wieder zu den »Wunderlebensmitteln« gehört, sind sich die Experten hinsichtlich der akzeptablen Höchstmenge (noch) nicht einig: Derzeit reichen die Verzehrempfehlungen von sieben Eiern pro Woche bis zu drei oder auch zehn pro Tag.

zu zehn Eier vertilgt, war für mich kurz Schluss mit lustig. Vermutlich liegt es einfach daran, dass ich mich schon zu lange mit dem Thema Ernährung beschäftige. Immerhin schon mehr als 30 Jahre lang – mir sind bereits so viele Thesen, wissenschaftliche Aussagen und propagierte Ernährungstrends untergekommen, die als ultimativ und richtig verkauft wurden, um dann doch Jahre später wieder revidiert zu werden. Wie sagt Eckart von Hirschhausen so schön: Wissenschaft ist immer der aktuelle Stand der Kenntnis. Ja, Leute, genauso ist es! Wissenschaftler sind zwar grundsätzlich schlau und tiefgründig, aber eben auch nur Menschen. Und viele der Studien, die bemüht werden, haben zu viele

Schwächen, als dass man die Ergebnisse mal eben auf die gesamte Weltbevölkerung übertragen könnte, finde ich. Besonders hellhörig werde ich, wenn ein Lebensmittel erst ewig in der Achtung!-total!-ungesund!-Ecke schmachten musste und dann eines Tages simsalabim in den Himmel gelobt wird. Wie jetzt das Hühnerei. Meine klare Meinung: Die Wahrheit liegt wohl irgendwo in der Mitte. Deshalb rate ich meinen Klienten: Dosiert vorsichtig, dann habt ihr kein schlechtes Gewissen, wenn es 2025 heißt »Eier lösen Krebs aus«. Oder Fußpilz. Oder beides.

Genug philosophiert und gefachsimpelt, der Alltag ruft. Ich muss dringend einkaufen, habe aber keine große Lust. Nicht nur, weil heute Samstag ist und Supermarkt und Bioladen wieder rappelvoll sein werden, sondern auch, weil es für mich immer schwieriger wird, etwas Leckeres zu finden, das dazu beträgt, die Paleo-Pein noch ein paar Tage durchzuhalten.

Aus lauter Verzweiflung kaufe ich Lebensmittel, die wir früher nie gegessen hätten: Maronen, Kochbananen, Kürbis in allen Variationen.

An den Fleisch- und Fischtheken gehe ich achtlos vorbei, weil ich keinen Appetit mehr auf all das tierische Protein habe. Außerdem haben wir noch diverse Fleischscheiben eingefroren, die müssen erst mal verbraucht werden. Es muss doch irgendetwas geben, das einigermaßen Paleo-konform ist *und* mir schmeckt? Mit knurrendem Magen streife ich durch die Regalreihen und muss mal wieder feststellen, dass die meisten Lebensmittel dort in die Kategorie »stark verarbeitet« fallen. Ca. 75 Prozent des Angebots, das sich in einem normalen Supermarkt findet, kommt damit nicht infrage. Ergo auch nicht in den Einkaufswagen. Meine Motivation ist im Keller, und auch meine Hoffnung, eine schöne Inspiration für ein Abendessen zu bekommen, das wir unseren besten Freunden vorsetzen können, hat sich gerade verflüchtigt. Ich greife zum Handy und sage das Treffen ab. Gute Freunde verstehen das Problem. Hoffe ich zumindest.

Der Abend endet im engsten Familienkreis (Mann, Frau, Kind) und mit einem üppigen Salat inklusive vieler in Olivenöl kross gebratener Hähnchenbrustfiletstreifen. Dazu gibt es ein, zwei, drei Gläser Wein. Ich habe die Vermutung, dass ich gerade dabei bin, mir das Experiment schönzutrinken. Aber Moment mal, Alkohol und Steinzeit? Ich bin trotz Schwips verunsichert und lese nach. Siehe da: Wein wird von einigen Paleo-Experten als akzeptabel eingestuft, nur Bier geht gar nicht, da scheinen sich alle einige zu sein. Aus Getreide Gebrautes kommt den Steinzeitlern nicht in die Höhle. Na, dann ist ja alles gut!?

31. Oktober, wieder Samstag: Die Geister, die ich rief

Tag 26. Nach zwei zähen Wochen mit doppeltem Kochaufwand spüre ich heute, dass mir wohl bald endgültig die Puste ausgehen wird. Das Ende ist nah, und das ist gut so. Obwohl ich noch immer recht diszipliniert bin, wünscht sich meine Familie ein Paleo-freies Wochenende. Mir ist nicht klar, ob es an meinem dauerhaft unentspannten Gesichtsausdruck liegt oder einfach nur daran, dass heute Halloween ist? Egal, ich sehe ein, dass es nicht nett wäre, einer Sechsjährigen den Spaß zu nehmen, bei den Nachbarn Süßigkeiten in rauen Mengen einzusammeln und anschließend zu vertilgen. Die andere Sache ist, dass ich das dringende Bedürfnis habe, eine Paleo-Pause einzulegen, um zu sehen, wie es mir ohne diese strengen Ernährungsregeln geht.

Also lasse ich locker. Und bin erstaunt, wie sehr mich die Höhlenmenschenernährungsweise bereits geprägt hat: Der Anblick der zuckerstrotzenden Süßigkeiten, die Nellie stolz in ihrem Hexenkessel sammelt, löst bei mir Ekel statt Appetit aus. Ich esse nichts davon und fühle mich unglaublich frei und stark. Am frühen Abend entern wir den nahen Supermarkt, um fürs »freie« Abendessen einzukaufen. Nellie plädiert lautstark für Nudeln, mein Mann hat Appetit auf eine deftige Kartoffelsuppe mit Speck und Würstchen. In meinem Kopf herrscht Aufruhr: Ganz automatisch klopfe ich die an mich herangetragenen Menüwünsche nach Paleotauglichkeit ab. Bis mir wieder einfällt, dass es darauf heute nicht ankommt. Das mit dem Lockerlassen muss ich wohl noch üben. Wir einigen uns auf Spaghetti mit Zucchini, Paprika und Bacon an köstlicher Sauce aus Kräuterfrischkäse und Sahne. Kohlenhydrate, Milchprodukte, Gemüse und ein wenig Fleisch – das Leben kann so einfach und lecker sein! Wir kochen zu dritt, lachen und genießen dieses wunderbare Essen. Ohne schlechtes Gewissen und mit einem (!) Glas Wein für die Erwachsenen. Denn: Suchtgefahr erkannt, Suchtgefahr gebannt! Ich spüre, wie gut mir Paleo ohne Paleo tut.

1. November Sonntag: Eine Trennung im Guten

Nach diesem exzellenten Mischkosttag, der uns als Familie ernährungsmäßig und emotional wieder vereint hat, beschließe ich, das »Projekt Paleo« für beendet zu erklären. Ich radle zum Bäcker, um meine Entscheidung bei frischen Brötchen, der lang vermissten Erdbeermarmelade und einer leckeren Käseplatte zu offenbaren. Mann und Kind stutzen kurz, jubeln und beißen dann herzhaft in ihre Brötchenhälften. »Mama, dieses Steinzeitzeugs passt einfach nicht zu uns«, bringt Nellie es kauend auf den Punkt, »aber das ist ja auch logisch, schließlich sind wir keine Höhlenmenschen!« Wo sie recht hat, hat sie recht. Wir lachen, bis mein Mann vorsichtig nachfragt, ob es denn künftig trotzdem hin und wieder Fleisch geben wird. »Sicher, mein Schatz, wenn du auf die Jagd gehst, um ein Mammut anzuschleppen, können wir gern darüber reden! Aber heute Abend gibt es Pellkartoffeln mit Quark, und zwar ›All you can eat‹!«

Was es mir gebracht hat

Positiv

- Das Experiment hat mein Bewusstsein geschärft; ich habe viele eingeschliffene Ernährungskomponenten wie Milchkonsum und Süßigkeiten überdacht und insgesamt achtsamer gegessen.
- Mein Gemüsekonsum hat beachtlich zugenommen, und das Verhältnis Obst : Gemüse (2:3) stimmt auch wieder.
- Ich habe 2,5 Kilo an Gewicht verloren, was ich allerdings eher dem Appetitmangel zuschreibe.

Negativ

- Als Teilzeitvegetarierin habe ich mich mit diesen großen Fleischmengen nicht wohlgefühlt. Ich hatte oft ein schlechtes Gewissen, weil ich davon überzeugt bin, dass ein zu hoher Anteil an Fleisch und Fisch dem Körper schaden kann. Hinzu kommt, dass mir, als ökologisch denkender Weltbürgerin, der weltweit steigende Fleisch- und Fischappetit Kopfschmerzen bereitet. Viehwirtschaft sorgt für Monokultur, verbraucht enorme Landressourcen und verursacht hohe Treibgasemissionen. All das trägt nach Expertenmeinung maßgeblich zum Klimawandel bei. Da auch der Verzehr von Bio-Fleisch den eigenen ökologischen Fußabdruck belastet, verursacht mir jede Scheibe Fleisch ein ungutes Gefühl.
- Ökonomisch gesehen belastet der hohe Biofleisch-Konsum die Haushaltskasse relativ stark.

- Die Paleo-Lehre ist mir insgesamt zu restriktiv; andererseits gibt es viele Ausnahmen (z.B. Alkohol), die nicht sinnhaft erklärt werden können.
- Familientauglich ist Paleo meiner Erfahrung nach nur, wenn alle Familienmitglieder ausgesprochene Fleischliebhaber sind.

Mein Fazit

Wer Fleisch nicht besonders mag, wird mit dieser Ernährungsform sicher nicht glücklich. Für Fleischliebhaber kann Paleo jedoch durchaus ein Einstieg in eine bewusstere Ernährung sein. Auf Dauer gesehen befürchte ich allerdings gesundheitliche Beeinträchtigungen. Meinen Klienten würde ich diese Ernährungsform daher nicht empfehlen.

Mein Low Carb-Einkaufszettel

- Viel Gemüse (Gurken, Salat, Kohl, Tomaten etc.)
- Relativ zuckerarmes Obst (z. B. Beeren, Kiwis)
- Milch, Quark, Joghurt (Natur)
- Käse, Eier
- Hähnchenbrust, (Rind-)Fleisch
- Hülsenfrüchte (rote Linsen, Erbsen, Bohnen)
- Eiweißbrot, Low-Carb-Nudeln
- Xylit (Zuckerersatz)

NOVEMBER 2015:

Low Carb – drei heftige Anti-Pasta-Wochen

So funktioniert Low Carb

Bei der Low-Carb-Ernährungsphilosophie geht es darum, den Kohlenhydratanteil zu reduzieren. Da die meisten Menschen heutzutage bis zu 90% ihrer Kalorien aus dieser Nährstoffgruppe beziehen und damit regelrechte Carbjunkies sind, kann ein Weniger relativ leicht erreicht werden. Traumziel vieler Low-Carb-Anhänger: Ein maximaler Kohlenhydratanteil von ca. **30%**. Bei einer täglichen Gesamt-Energieaufnahme von täglich 2500 kcal entspräche dies einer Kohlenhydratmenge von rund 182 Gramm (=30%) statt der weit verbreiteten 550 Gramm (=90%).

Da Kohlenhydrate jedoch nicht gleich Kohlenhydrate sind, muss bei der Low-Carb-Ernährung nicht nur auf die Menge, sondern auch auf die Art geachtet werden: Schnell verwertbare Kohlenhydrate, die (zu) rasch in die Blutbahn gelangen und starke Insulinausschüttungen provozieren, sind verpönt, weil sie unschöne Heißhungerattacken zur Folge haben. Den Vorzug bekommen sogenannte Slow Carbs (komplexe Kohlenhydrate), wie sie z.B. in Gemüse und Vollkorn stecken. Diese »Schneckenhydrate« füllen den Magen gut, machen lange satt und halten den Blutzuckerspiegel stabil. Low Carb setzt auf möglichst naturbelassene Lebensmittel und – als Sattmacher und Stoffwechselankurbler – auf gute (tierische und pflanzliche) Eiweißquellen.

Idealerweise sollten pro Tag nur drei Mahlzeiten gegessen werden und diese möglichst immer zur gleichen Zeit und mit gleich langen Pausen dazwischen. Möglichst keine Zwischenmahlzeiten. Wenn es nicht ohne geht, sind eiweißreiche Snacks zu bevorzugen, die keine Insulinausschüttung provozieren.

Die meisten Low-Carb-Spezialisten erlauben zum Frühstück und auch mittags eine gewisse Menge Kohlenhydrate – gut für alle, die auf ihr Frühstücksbrötchen nicht verzichten können und mittags wenigstens eine kleine Menge (Vollkorn-)Nudeln, Kartoffeln oder (Voll-)Reis essen möchten.

▌Erlaubte Hauptlebensmittel

Gemüse satt. Obst wegen des Fruchtzuckergehaltes nur in Maßen (max. zwei Portionen pro Tag und möglichst nur relativ zuckerarme Sorten wie Kiwis und Beeren). Eiweiß aus Fleisch, Fisch, Eiern, Milchprodukten, Hülsenfrüchten. Ungesättigte Fettsäuren aus guten Pflanzenölen (Olive, Raps, Lein), Nüssen und Avocados.

▌Tabu

Alles, was (Industrie-)Zucker und Stärke enthält wie Süßigkeiten, helles Brot und andere Weißmehlprodukte, Kartoffeln und daraus hergestellte Produkte, weißer Reis, alle gesüßten Getränke, Fruchtsäfte. Sämtliche stark verarbeitete Lebensmittel, weil ihnen oft »kohlenhydratreiche Füllstoffe« zugesetzt werden.

Beim Abendessen höchstens in homöopathischen Dosen erlaubt: Brot, Reis, Nudeln, Kartoffeln.

▌Vor dem Selbstversuch

Gewicht: 63,8kg (bei einer Körpergröße von 167cm).

Fitness: mittelprächtig, Gesundheitszustand: leicht erkältet, ansonsten gut.

Ernährung: In den Wochen nach Paleo relativ kohlenhydratlastig, gerne Vollkornbrot und viel frisches Obst. Ca. drei Mal pro Woche nachmittags Kuchen. Abends häufig selbst gekochte, vollwertige Mahlzeiten, jedoch oft mit Pasta- oder Kartoffelbeilage. Hin und wieder Schokolade oder Chips vor dem Fernseher. Meist fünf bis sechs Mahlzeiten täglich.

▌Mein Plan

Ich reduziere meinen Kohlenhydratanteil von derzeit gefühlten 70% drastisch, indem ich morgens und mittags nur noch wenig und abends gar keine Carbs mehr zu mir nehme (Tagesdosis max. 100g). Um trotzdem satt zu werden, esse ich deutlich mehr Eier, Fleisch, Fisch sowie Milchprodukte und erhöhe außerdem den Gemüseanteil. Zusätzlich werde ich verstärkt Hülsenfrüchte in den Ernährungsplan einbauen.

Drei Mahlzeiten pro Tag sind für mich am Wochenende kein Problem, aber unter der Woche brauche ich mindestens vier: Frühstück, Mittagessen, Nachmittagssnack und Abendessen. Auf weitere Zwischenmahlzeiten und das zurzeit häufige Betthupferl werde ich während des Experiments verzichten.

Familie: Da mir eine kindgerechte Low-Carb-Ernährung schon im Vorfeld schwierig erscheint, werde ich das Kind voraussichtlich nur partiell Low Carb ernähren (Abendessen).

Für einen sanften Einstieg plane ich zwei Beobachtungstage ein.

15. November, Sonntag: 1. Beobachtungstag

Ich gestehe: In den wenigen Wochen nach meinem Ausflug in die Steinzeit hatte ich einen extremen Kohlenhydrat-Nachholbedarf. Endlich wieder Brot und Nudeln in nennenswerten Mengen! Erschreckend, wie schnell und unkompliziert ich mich wieder auf den Weg zum Kohlenhydratjunkie gemacht habe. Gut, dass heute das Low-Carb-Experiment beginnt – so kann ich diese unschönen Suchttendenzen unterbrechen, bevor sie sich wieder etablieren. Mir ist klar, dass ich mir heute und morgen die schonungslose Wahrheit auf dem Silbertablett präsentieren werde. Und weil ich es gern deutlich und unverhohlen mag, habe ich den letzten Tag der Woche bewusst als Beobachtungsbeginn gewählt: Sonntags schlemmt die ganze Familie traditionell ausgiebig. Möglichst jede Mahlzeit wird gemeinsam eingenommen und zelebriert – gerne auch mit spaßigen Ausflügen im Kohlenhydratemeer.

Wenig Spaß hat mein Mann, als er sich morgens trotz miesen Novemberwetters mit dem Fahrrad auf den Weg zu unserem Lieblingsbäcker macht. Während er für eine üppige Brötchenauswahl sorgt, decke ich den Tisch wie an jedem normalen Sonntag. Doch während der Eierkocher dampft und ich die verschiedenen Aufstriche aus dem Kühlschrank räume, bemerke ich, dass mir die »Low-Carb-Brille« offenbar bereits auf der Nase sitzt, denn ich fange nicht nur gedanklich an zu selektieren. Obwohl heute nur ein zu nichts verpflichtender Beobachtungstag ist, platziere ich alles Kohlenhydratreiche wie Erdbeermarmelade, Honig, Nutella, Zuckerrübensirup auf der einen Seite des Tisches und Carb-Armes wie Butter, Käse, Schinken und Lachs auf der anderen Seite. Das frisch aufgeschnittene Obst (Orange, Apfel, Ananas, Kiwi, Mango) stelle ich demonstrativ mittig, doch es ist trotzdem nicht zu übersehen, dass die Kohlenhydrate deutlich in der Übermacht sind.

Schnell werfe ich noch einen Blick in den Kühlschrank – vielleicht hat sich in der hintersten Ecke noch etwas Eiweißlastiges versteckt, das den Ausgleich herstellen könnte? Ich entdecke einen unscheinbar aussehenden Becher körnigen Frischkäse. Das Mindesthaltbarkeitsdatum ist schon vor zwei Wochen abgelaufen und vermutlich wird ihn auch niemand essen wollen, aber ich finde, er macht sich prima als

Eiweiß-Alibi. Und während ich mich über meine Frischkäse-Idee freue, trägt mein Mann stolz seine fette Brötchenausbeute herein: Croissants, Schrippen, Vollkornbrötchen. Tja, da kann der Frischkäse auch nichts mehr reißen, nun steht es eindeutig 3:1 für die Kohlenhydrate. Und dabei wird es auch bleiben, denn ich habe Hunger! Und der schiebt alle weiteren Gedanken über die Nährstoffverteilung rigoros beiseite. Trotzdem tut die Low-Carb-Brille weiter ihre Wirkung, denn ich esse mehr Vollkornbrötchenhälften als Weißmehlschrippenteile! Croissants, Honig und Nutella ignoriere ich komplett und leichten Herzens, weil sie grundsätzlich nicht auf meiner Favoritenliste stehen. Interessanterweise greife ich aber auch kaum zu Marmelade und Sirup, obwohl ich diese normalerweise nie verachte. Stattdessen nehme ich Lachs und Käse, esse ein Ei. Ich bin leicht verwundert, aber auch ein wenig stolz, dass es mir so leicht fällt, nicht so carblastig wie sonst unterwegs zu sein.

Ein Blick über Tellerrand und Tisch zeigt mir, dass es bei Mann und Kind deutlich süßer aussieht. Ich nutze die gute Gelegenheit und philosophiere ein wenig über Low Carb, berichte von den Vorteilen und verschweige die Nachteile. Zumindest vorerst. Alex ist erstaunlich angetan, signalisiert Bereitschaft, will es auf jeden Fall probieren. Ich bin mir nicht sicher, ob er wirklich weiß, worauf er sich einlässt, aber ich beschließe, ihn nicht jetzt schon von seiner Motivationswelle zu zerren. Stattdessen überlegen wir gemeinsam, ob und wie Nellie in das Experiment einbezogen werden könnte. Schnell wird klar, dass sie sich weder auf drei noch auf vier Mahlzeiten pro Tag beschränken soll, ich aber versuchen werde, ihre Mahlzeiten kohlenhydratmäßig leicht abzuspecken. Beim Frühstück sehe ich keine großen Probleme, weil sie morgens eh wenig isst. Das Pausenbrot kann ruhig weiter relativ carblastig sein, weil sie die schnelle Energie in der Schule gut gebrauchen kann. Die Low-Carb-Abendessen der nächsten Wochen werden wir Nellie mit optimistischem Gesichtsausdruck anbieten und hoffen, dass sie ihr schmecken. Problematischer gestaltet sich das Mittagessen: Da sie zurzeit an der Schulspeisung teilnimmt, ist mein Einfluss auf diese Mahlzeit nur sehr gering. Wenigstens kann man via Internet aus zwei Menü-Vorschlägen das jeweils kleinere Kohlenhydrat-Übel auswählen – besser als nichts. Wir einigen uns darauf, dass es übermorgen losgehen soll.

Als wir gemeinsam den Frühstückstisch abräumen, stelle ich den immer noch jungfräulichen Frischkäsebecher zurück in den Kühlschrank. Heute war offensichtlich nicht sein Tag, aber vielleicht wird er in dieser Küche demnächst doch noch zum Star – sofern er nicht vorher verdirbt …

Der Rest des Tages verläuft unspektakulär und mittelmäßig kohlenhydratbelastet – kein Mittagessen, dafür gegen 15 Uhr leckeren selbst gebackenen Apfelkuchen mit frisch aufgeschlagener Sahne. Abends gibt es auf Wunsch einer einzelnen kleinen Dame Brokkoli-Blumenkohl-Lasagne, dazu Salat. Ich erwische mich dabei, wie ich meine Nudelanteile aus der Melange fische und auf Nellies Tellerrand ablege. Nellie freut sich diebisch über die Extraportion Nudeln, und auch mein Mann gönnt sich eine Zusatzration Kohlenhydrate – er stippt die restliche Sauce mit Brot auf. Auch lecker, aber Low Carb geht irgendwie anders …

Wenigstens war es heute kein Problem, die empfohlenen drei Mahlzeiten einzuhalten. Zumindest für mich – Alex gönnt sich gegen 22 Uhr noch einen Riegel Winterschokolade. Passt gut zum Schnee, der seit einigen Stunden fällt und offenbar vorhat, liegen zu bleiben.

16. November, Montag: 2. Beobachtungstag

Morgens weckt mich ein ungewohntes Geräusch – ein seltsames Scharren und Kratzen reißt mich aus meinen wirren Träumen. Ich brauche einige Sekunden, bis mir klar wird, dass draußen Schnee von den Gehwegen und Eis von den Autoscheiben gekratzt wird. Der Winter hat seine Drohung also wahrgemacht und zeigt uns schon im November seine kalte Schulter. Brrr!

Und dabei hatte ich so gehofft, dass sich das Schneetreiben über Nacht verflüchtigen und eine heranrasende Warmfront dafür sorgen würde, dass sich die Schneedecke schnellstens in Pfützen verwandelt und der Winter vorläufig dort bleibt, wo er um diese Zeit hingehört – nach Sibirien. Oder nach Oberbayern. Aber doch bitte nicht in die Region Berlin-Brandenburg! Jedes Jahr dasselbe Spiel: Ich hoffe, dass der Winter einfach wegbleibt, uns verschont – und was macht er? Er lacht mich aus und nervt früher oder später mit eisigem Wind, Eisregen, Schnee und Glätte.

Wie immer fällt mir in solchen Momenten ein, dass ich mir schon vor langer Zeit vorgenommen habe, im Süden zu überwintern. Hat bisher leider nicht geklappt, aber kann ja noch kommen. Bis dahin träume ich weiter vor mich hin, sehe mich Ende Oktober am Flughafen stehen und höre mich beim Abflug rufen: »Tschüss, kaltes Deutschland, wir sehen uns im April wieder!« Wenn schon Überwintern, dann mit Schlechtwetter-Sicherheitspuffer. Von Oktober bis April im Warmen – das klingt nach einem sehr attraktiven Ziel! Leider eines, das ich wohl auch in den nächsten Jahren nicht umsetzen kann, denn Nellie ist seit ein paar Monaten schulpflichtig. Und daran wird sich in den nächsten Jahren sicher nichts ändern. Ich spiele gedanklich meine Optionen durch: Kind zur Adoption freigeben? Verworfen. Sie selbst unterrichten? Lieber nicht. Sie von Oktober bis April in der

Obhut ihres Vaters lassen? Diese Idee hat der Familienrat schon im vergangenen Jahr mit 2:1 Stimmen abgelehnt. Na gut, dann träume ich eben noch ein paar Jahre länger und gönne mir irgendwann einen regelmäßigen Rentner-Palmen-Langzeiturlaub. Inklusive sonnendurchfluteter Finca und Pflegehilfe.

Also erst mal nix mit frühlingshaften Temperaturen auf den Kanaren, mein Hier und Jetzt besteht aus Schnee, Eis und Kälte. Und dagegen helfen mir normalerweise am besten: Kohlenhydrate. Tja, diesmal wohl nicht, schließlich steht das Low-Carb-Experiment vor der Tür.

Ich bin frustriert. Keine Sonne und keine kross gebratenen Kartoffelpuffer. Stattdessen muss ich schnellstens in die Küche, um Nellies Zu-Hause-Frühstück und ihr Schul-Frühstück vorzubereiten. Heute ist der zweite und letzte Beobachtungstag, also bereite ich ein ganz normales Frühstück besonders achtsam zu: Für zu Hause eine Scheibe Toast (natürlich Dreikorn – so viel Zeit muss sein), bestrichen mit Frischkäse und Erdbeermarmelade, dazu einige Apfelspalten. Das Schulfrühstück besteht aus Vollkornbrot, Butter, Käse und einer halben Gurke, liebevoll geschält und in Scheiben geschnitten. Die obligatorische Süßigkeit lasse ich heute mal weg – ich bin gespannt, ob mich nachmittags eine Beschwerde erreicht.

Nachdem ich das Kind erfolgreich am Schultor abgegeben habe und wieder vor der Haustür stehe, stelle ich fest, dass ich heute wohl schon vor dem Frühstück körperlich aktiv sein werde – der Schnee ist noch immer nicht getaut und liegt provokant auf dem Gehweg herum. Also greife ich zur Schneeschaufel und lege los. Als ich fertig bin, klopft der Hunger äußerst forsch an meine Tür. Schnell zurück in die Küche und her mit den Kalorien! Natürlich bin ich schon stark kohlenhydrat-sensibilisiert und greife deshalb nur zu

Gut zu wissen: WAS ES MIT KOHLENHYDRATEN AUF SICH HAT.

Chemisch betrachtet bestehen Kohlenhydrate aus Kohlenstoff- und Wasserstoffatomen. Sie stecken z.B. in großen Mengen in Zuckrigem, Getreideprodukten (Nudeln, Reis, Brot, Müsli, Gebäck etc.), und auch in Kartoffeln und Obst. In Milch, Fleisch und Gemüse verbergen sich ebenfalls Kohlenhydrate, allerdings nur in relativ geringer Abmessung.

Essen wir, spaltet unser Körper alle enthaltenen Kohlenhydrate mithilfe von Enzymen in viele kleine Glukosemoleküle auf, die ins Blut wandern. Von dort werden sie mittels Insulin in die Zellen geschleust und dienen als Brennstoff.

Jedes Gramm an Kohlenhydraten liefert 4,1 Kilokalorien an Energie. Und sonst nichts. Keinen Baustoff – also anders als Eiweiß und Fett.

Spannenderweise ist unser Stoffwechsel sehr gut in der Lage, Eiweiß und Fett in Energie (Glukose) umzuwandeln, also brauchen wir theoretisch gar keine Kohlenhydrate. Und auch ohne die ständige Zufuhr von Kohlenhydraten schwimmt permanent ein gewisser Glukosevorrat im Blut, damit Gehirn, Nervenzellen und Muskeln bei Bedarf schnell mit Energie versorgt werden können. Geht dieser Vorrat mal aus und es gibt keinen Nachschub, bedient sich der Körper erst mal bei der Leber und den Muskeln, die stets einen gefüllten Glukosetank vorzuweisen haben. Erst wenn die leer sind, beginnt der Fettabbau. Aber natürlich nur so lange, wie keine Kohlenhydrate gegessen werden!

Merke:
Kohlenhydrate = schnelle Energie = kein Fettabbau!

Und es gibt noch eine schlechte Nachricht: Alle Kohlenhydrate, die wir essen, aber nicht verbrennen, wandelt der Körper gnadenlos in Fett um!

Kohlenhydrate sind also nicht nur ernährungsphysiologisch unnötig, sondern auch im doppelten Sinn schlecht, wenn man schlank bleiben möchte.

Dummerweise essen wir heute mehr Carbs denn je. Ewige Zeiten lang haben wir uns fast nur von Eiweiß und Fett ernährt – Kohlenhydrate kamen natürlicherweise nur in kleinen Mengen in Gemüse, Obst und evtl. Honig vor. Erst seitdem Ackerbau betrieben wird (ca. 10.000 Jahre), wuchs der Anteil an Getreide(-produkten) und damit der Verzehr von Kohlenhydraten. Die sehr beliebten, aber auch sehr stärkehaltigen Kartoffeln haben sogar erst vor rund 350 Jahren Einzug in unsere Ernährung gehalten. Und obwohl sie nur Energie liefern, hatten sie in den letzten Jahrzehnten in der Wissenschaft und auch bei der Bevölkerung einen guten Stand. Nachdem seit den 1980er-Jahren Fette per se reglementiert und regelrecht diffamiert wurden (»Fett macht fett!«) und auch (tierisches) Eiweiß zumindest kritisch beäugt wurde, wurde unsere Ernährung immer kohlenhydratreicher.

Die rasant steigende Zahl der Übergewichtigen sorgt nun für ein Umdenken; immer mehr Wissenschaftler geben unserem extremen Kohlenhydratkonsum (insbesondere den sogenannten schnellen Varianten wie Weißmehlprodukte, geschälter Reis, Kartoffeln, süßes Obst, gesüßte Getränke, Süßigkeiten etc.) die Schuld für die Gewichtszunahme. Kohlenhydrate stehen deshalb nun mehr und mehr auf dem Index, Fette und Eiweiße hingegen erleben eine Renaissance. Grund dafür ist vor allem, dass der Stoffwechsel beide Nährstoffe langsamer in Energie umwandelt und diese außerdem deutlich moderater ins Blut geht. Die Bauchspeicheldrüse muss in der Folge keine extremen Mengen Insulin produzieren – das hält den Blutzuckerspiegel stabiler, und die Fettverbrennung wird nicht so schnell ausgehebelt.

In einem sind sich alle Experten einig: Wenn schon Kohlenhydrate, dann die sogenannten Slow Carbs. Also jene, die deutlich langsamer verstoffwechselt werden, weil sie viele mehrkettige Kohlenhydrate enthalten. Solche stecken vor allem in Vollkornprodukten und Hülsenfrüchten. Sie bieten außerdem in der Regel mehr Ballaststoffe, Vitamine und Mineralstoffe als ihre Auszugsgeschwister.

einer klitzekleinen Scheibe Vollkornbrot, die ich mit Camembert belege. Dazu bereite ich – für mich zu dieser Tageszeit sehr untypisch – einen kleinen Rohkostteller zu: Gurke, Tomate, Paprika. Mir fehlt noch ein süßer Ausgleich, also durchforste ich den Kühlschrank nach etwas Passendem. Dabei fällt mir wieder der körnige Frischkäse in die Hände, den ich aber direkt ganz nach hinten schiebe. Stattdessen fische ich einen Becher Quark heraus, den ich mit einer Handvoll Honigmelonenstücke aufpeppe. Ein vorbildliches Frühstück, finde ich und kaue mich zufrieden durch sämtliche Köstlichkeiten.

Während ich esse, denke ich darüber nach, wie es einem gelingen kann, einen guten Überblick über die verzehrten Kohlenhydrate zu bekommen, ohne ständig Nährwerttabellen studieren zu müssen.

Ich beschließe, keine Wahnsinnsrechenaufgabe aus der Sache zu machen, sondern meinen gesunden Menschenverstand einzusetzen. Ich bin schließlich Expertin meines Lebens und weiß, was für mich geht und was nicht. Also lauten meine neuen, einfachen Regeln:

1. Ich esse Kohlenhydrate nur, wenn ich sie auch wieder verbrenne. Morgens und mittags sind moderate Mengen erlaubt, weil die Wahrscheinlichkeit groß ist, dass ich diese im Lauf des Tages durch meinen Grundumsatz auch wieder eliminiere. Ansonsten gilt: Verbrenn es oder vergiss es!

2. Habe ich das Bedürfnis nach eine größeren Menge Carbs, gönne ich sie mir nur vor einer intensiven Sporteinheit.

3. Abends fahre ich die Kohlenhydrataufnahme gegen null, damit nachts keine schnelle Energie in meinem Blut schwimmt, die dann mangels Nachfrage in Fett umgewandelt werden würde.

4. Ich meide generell alle Lebensmittel, deren Kohlenhydratanteil laut Nährwerttabelle bei mehr als 15g pro 100g liegt. Getränke, die mehr als 7,5g pro 100ml vorzuweisen haben, kommen mir nicht mehr ins Glas.

5. Meinen Obstkonsum reduziere ich auf zwei Portionen pro Tag – eine morgens und eine nachmittags.

Für die einzelnen Mahlzeiten bedeutet das in der Praxis:

Frühstück für mich/die Familie (am Wochenende)

- Brotanteil reduzieren und generell auf Vollkorn bzw. Eiweißbrot umsteigen (max. ein Brötchen bzw. eine Scheibe Brot).
- Keine süßen Aufstriche, dafür viel Käse (z.B. Frischkäse, Obazda, Scheibenkäse, Camembert) und/oder Lachs.
- Eiweißanteil erhöhen durch mehr Eier(-gerichte), Naturjoghurt oder Quark.

- Nur noch eine Portion Obst, dafür zusätzlich eine Portion rohes Gemüse.
- Kaffee – wie schon bei Paleo – nur als Caffè crema, allerdings gerne mit etwas Kondensmilch oder frischer Vollmilch.

Mittagessen für mich

- Kalte Variante: Nicht mehr als eine Scheibe Vollkorn-(Low-Carb-)brot, eiweißreich belegt mit Käse oder Schinken. Dazu Gemüsesticks oder Salat.
- Warme Variante: Mehr Eiweiß als Kohlenhydrate – Gemüse in Hülle und Fülle, gekocht, gedünstet, gebraten. Dazu ggf. eher mageres Fleisch, fetter Fisch oder Tofu. Evtl. Suppe. Nudeln, Kartoffeln o.ä. max. die Hälfte von dem, was ich normalerweise auf den Teller packen würde.
- Nachtisch: Eine Portion Joghurt oder Quark (ohne Industriezucker).
- Unterwegs: Bäcker und andere Kohlenhydratdealer wie die Pest meiden und stattdessen den nächsten Supermarkt ansteuern: Naturjoghurt, Kefir, Dickmilch, Nüsse, Mandeln, kohlenhydratarmes Obst oder Gemüse(-sticks) stehen immer zur Auswahl!

Nachmittagssnack für die ganze Familie

- Möglichst nur Low-Carb-Gebackenes, eine Portion Obst für jeden.

Abendessen für die ganze Familie

- Warme Gerichte, selbst gekocht, max. 25g Kohlenhydrate pro Portion.
- Kalte Gerichte: Salat, Gemüsesticks mit Dip, kein Brot!

Bei Heißhunger

- Meditatives Kauen von Mandeln, dazu Wasser in kleinen Schlucken.

Ich bin zufrieden mit meinen Listen und fühle mich gut vorbereitet. Abends koche ich ausgesprochen gemüselastig – unsere Lieblings-Minestrone* nach Ex-Schwiegermutters italienischem Geheimrezept. Nur die Nudelmenge reduziere ich testweise schon mal um zwei Drittel, was aber am Tisch niemandem auffällt. Glücklicherweise sind Eintöpfe in unserer Familie generell sehr beliebt; sogar Nellie mag die meisten gern. Das macht die nächsten Wochen vielleicht etwas leichter.

17. November, Dienstag: Auf geht's!

Das Wetter ist nicht besser, aber ich kann mich nicht darüber ärgern, denn ich bin beschäftigt. Gut, dass ich mir gestern das grobe Konzept zusammengebastelt habe, so tappe ich heute Morgen in der Küche nicht allzu sehr im Dunkeln. Nellies Frühstück ist kein Problem, da sie nur eine Banane mag, und für die Schule möchte sie einen Dreikorntoast mit Käse plus Gurkenscheiben eingepackt wissen. Für mich habe ich heute ein Omelette aus zwei Eiern eingeplant. Nett angerichtet mit zwei in Scheiben geschnittenen Tomaten und einer halben (!) Scheibe gebuttertem Vollkornbrot. Das Brot hat 32g Kohlenhydrate auf 100g, wie ich erschrocken feststelle. Oh weh, ich muss unbedingt nach Low-Carb-Brot Ausschau halten. Aber für die nächsten Tage muss das normale herhalten, schließlich ist die Packung noch fast voll. Nach dem Omelette gönne ich mir noch eine große Orange und einen Cappuccino. Ich bin satt und hoffe, dass dieses gute Gefühl mindestens vier Stunden anhalten wird.

Mittags telefoniere ich mit meiner Freundin Sabine, die immer mal wieder abnehmen möchte. Und die von meiner Ernährungstrends-Ausprobier-Leidenschaft weiß. Ich berichte ihr von meinen anstehenden Low-Carb-Wochen. Sie ist sofort Feuer und Flamme und möchte mitmachen. Kein Problem, Mitstreiterinnen und Mitstreiter sind mir immer herzlich willkommen, weil sie sich meist positiv auf mein Durchhaltevermögen auswirken. Ich erzähle ihr von meinem Konzept, das sie sofort adaptiert. Wir verabreden, uns ab sofort über einen bekannten Instant-Messaging-Dienst von jeder Mahlzeit ein Foto zu schicken, um uns gegenseitig zu motivieren und auf neue (Rezept-)Ideen zu bringen. Klingt spannend und macht mich gleich hungrig. Kein Wunder, die letzte Mahlzeit ist tatsächlich schon vier Stunden und sechs Minuten her, wie mir ein Blick auf die Uhr verrät!

Zum Mittagessen zaubere ich mir einen bunten Salat, den ich mit einem Honig-Senf-Dressing* toppe.

Eigentlich bin ich angenehm gesättigt, aber ich traue dem Frieden nicht so recht und esse deshalb noch eine halbe (!) Scheibe von dem sündigen Vollkornbrot, üppig mit Edamer belegt. Anschließend löffle ich einen kleinen Becher Naturjoghurt, sicher ist sicher.

Die Nachmittagsmahlzeit fällt aus, denn ein wichtiger beruflicher Termin fordert meine volle Konzentration und bindet meine Zeit. Aber als das Gespräch beendet ist, bin ich extrem (heiß-)hungrig. Doch davon lasse ich mich nicht irritieren – ich kaufe mir einen Latte macchiato. Der Milchzucker sorgt dafür, dass ich satt bin und der Heißhunger das Weite sucht. So halte ich die zwei Stunden bis zum Abendessen locker durch.

Als ich später zu Hause ankomme, ist nicht nur *mein* Hunger wieder groß, sondern auch die Restfamilie leidet unter

Kalorienmangel. Also begebe ich mich direkt in die Küche, um schleunigst die unterwegs gekauften Bio-Rinderhüftsteaks* zuzubereiten. Dazu brate ich Zucchini und Strauchtomaten. Angerichtet mit ein paar Löffeln grünem Pesto, habe ich in nur 20 Minuten ein leckeres Essen gezaubert, das weniger als 10g Kohlenhydrate pro Portion hat. Geht doch! Schnell ein Foto an Sabine und dann genießen. Ich bin ein wenig stolz auf mich und lächle nur mild, als Nellie Witzchen macht: »Mama, weißt du eigentlich, wann mir Gemüse am besten schmeckt? Wenn sich das Zeug kurz vor dem Essen in Pommes verwandelt!« Haha! Aber die Mahlzeit scheint ihr auch ohne Pommes zu schmecken – sie isst alles auf und möchte sogar noch Nachschlag. Alex ist ebenfalls begeistert, was aber kein Wunder ist, schließlich gibt es Fleisch! Auch er fühlt sich mehr als satt und verzichtet später beim Fernsehen sogar auf seinen obligatorischen Schokoriegel. Ein perfekter Low-Carb-Tag!

20. November, Freitag: Kleines Zwischentief

Nach drei guten Tagen läuft es heute nicht besonders. Schon beim Frühstück merke ich, dass sich meine Motivation im leichten Sinkflug befindet. Ich habe keinerlei Heißhunger, aber leider auch kaum noch Frühstücksappetit – ich kann keine Eier mehr sehen, geschweige denn essen. Nachdem ich ein paar Minuten unmotiviert in Kühlschrank und Küche nach neuen Inspirationen gesucht habe, fällt mir der verschmähte Frischkäsebecher in die Hände. Erst will ich mich gleich wieder desinteressiert abwenden, aber dann fällt mir ein Rezept ein, das ich neulich entdeckt hatte: Räucherlachs mit Gurken-Hüttenkäse*. Klingt plötzlich irgendwie lecker. Und holt meinen Appetit aus der Versenkung zurück. Günstigerweise habe ich alle Zutaten im Haus, und auch der körnige Frischkäse scheint die Hufe noch nicht von sich gestreckt zu haben – obwohl er das Mindesthaltbarkeitsdatum schon fast drei Wochen überschritten hat. Die Mahlzeit ist schnell gemacht, schmeckt erstaunlich lecker und macht richtig satt. Ich bin begeistert!

Trotzdem brauche ich grundsätzlich mehr Abwechslung. Und Auswahl. Glücklicherweise experimentiere ich gern herum – Neues auszuprobieren macht mir fast immer gute Laune. Heute ist ein guter Tag dafür, denn ich muss einkaufen. Ich nehme mir vor, das eine oder andere kohlenhydratreduzierte Produkt aus dem reichhaltigen Angebot der Lebensmittelindustrie zu probieren. Also ergänze ich meine Einkaufsliste um »Eiweißbrot«, »Low-Carb-Nudeln« und »Xylit« (Zuckerersatz) und mache mich auf den Weg in den nächstgelegenen Einkaufstempel. Dort angekommen, merke ich, dass mich meine Mitmenschen heute besonders interessieren – oder vielmehr das, was sie in den Händen halten und so nebenbei verzehren. Erstaunlich, wie viele nette kleine Leckereien in einem mittelgroßen Einkaufszentrum angeboten werden – und die Nachfrage scheint zu stimmen: Mir begegnet kaum jemand, der nicht Eis, Brezel, Bagel, Pizza, Burger oder wenigstens einen großen Becher – gefüllt mit einem Softdrink oder einem Latte macchiato – in der Hand hält. Mir wird ganz schwindlig von all den Kohlenhydraten, die andere so sorglos in ihre meist übergewichtigen Körper schaufeln. Der Zusammenhang ist mehr als offensichtlich, und doch scheint sich außer mir niemand dafür zu interessieren.

Unglücklicherweise erwischt es mich dann doch noch – der allgegenwärtige Geruch von gebackenen Kohlenhydraten löst einen mittelschweren Heißhungeranfall aus. Gut, dass ich mir heute Morgen vorsorglich eine größere Menge Mandeln und eine Flasche Mineralwasser in die Handtasche gepackt habe. Ich kaue und trinke tapfer, und der Anfall verschwindet genauso schnell, wie er gekommen ist.

Erleichtert fahre ich mit der Rolltreppe ins Untergeschoss; die Treppe suche ich vergeblich. Seltsam, dass solche Auf- und Abstiegs-Kalorienburner in den meisten Genusstempeln ziemlich gut versteckt sind und nur dem Brandschutz zu dienen scheinen. Dabei würde deren Benutzung doch durchaus neuen Appetit und damit weiteren Konsum nach sich ziehen? Egal, ich bin unten angekommen und begebe mich in einen riesigen Bio-Supermarkt. Welch Diskrepanz! In den oberen Etagen Junkfood ohne Ende, und hier unten stapelt sich für den gesundheitsbewussten Esser biologisch korrekt angebautes Gemüse neben allerlei anderen (mehr oder weniger) spannenden Alternativ-Produkten. Wie immer schlendere ich durch die Gänge und staune über das Angebot. Da ich meine Kohlenhydratbrille aufhabe, ist der Blickwinkel allerdings ein anderer als sonst. Interessanterweise strotzen viele der vermeintlich gesunden Produkte vor Carbs. Ich mache Halt vor einem Regal, in dem sich verschiedenste Marmeladen stapeln. Alle aus (wenig) Biofrüchten und (viel) Rohrohrzucker: Ein Blick auf die Nährwerttabellen verrät mir, dass sie ebenso viele Kohlenhydrate wie konventionell hergestellte Konfitüre haben. Die Stoffwechselbelastung ist also die gleiche, man muss nur deutlich mehr Geld investieren. Weiter zur riesigen Auswahl an Keksen und anderen süßen Knabbereien – carbmäßig auch kein Unterschied zur Normalware. Und damit eindeutig nicht gesundheitsfreundlicher, denn der Bauchspeicheldrüse ist es egal, ob die Kekse aus Bio-Mehl gebacken und der reichlich eingearbeitete Zucker »roh« ist, sie muss trotzdem ackern, um das Insulin für all die schnelle Energie herzustellen!

Apropos reichlich – ich versuche, meinen Einkaufszettel abzuarbeiten, und finde weder Low-Carb-Nudeln noch

Xylit. Nur 500g-weise abgepacktes Eiweißbrot, das stolze 2,99 Euro kostet. Ich beschließe, das Brot demnächst in unserem Maxidiscounter zu kaufen und die anderen beiden Missing products über das Internet zu bestellen. So gern hätte ich den Bio-Einzelhandel mehr unterstützt, aber es soll wohl nicht sein. Am Beispiel »Nudeln« wird deutlich, warum: Ich stehe vor Dutzenden Varianten aus Bio-Hartweizen, Bio-Vollkornhartweizen, Dinkel usw. – Kohlenhydrate ohne Ende! Low Carb ist im Bio-Business (noch?) nicht angekommen. Eigentlich auch logisch, denn die Produkte, die man hier bekommt, sind exakt die, die die meisten Menschen auch in normalen Supermärkten kaufen – nur hier eben in Bio-Qualität! Wenigstens ist der Anteil an Vollkornprodukten (Slow Carbs!) tendenziell höher.

Low-Carb-Produkte führen offensichtlich ein trauriges Nischendasein; sie scheinen weder einen Weg in Bio- noch in normale Supermärkte zu finden. Verständlich, wenn die gängige Verkaufsstrategie lautet: Leute, kauft Kohlenhydrate! Sie schmecken, machen schnell wieder Hunger und animieren so zu Kauf und weiterem Konsum! Ein Kreislauf, der die Kassen des Einzelhandels klingeln lässt. Und mich dazu zwingt, Nudeln und Zuckerersatz bei einem weltweit agierenden Internethändler zu ordern.

Gesagt, getan. Die Bestellung erledige ich flink per Smartphone, noch während ich an der Kasse des Bio-Supermarktes warte, um mein bisschen Brot teuer zu bezahlen.

Apropos teuer: Als ich mir online die Preise für Low-Carb-Nudeln ansehe, werde ich blass. 3,99 Euro für 250 Gramm? Unglaublich – da wird eine Pasta-Mahlzeit für drei Personen glatt zur Luxus-Angelegenheit! Ich packe sie trotzdem in den virtuellen Einkaufswagen, genau wie ein Kilo Birkenzucker (Xylit) für stolze 14,99 Euro, und hoffe, dass sich diese Investitionen lohnen werden.

Gut zu wissen: KOHLENHYDRATARME MEHLSORTEN.

Die bei uns besonders häufig verwendeten Mehlsorten Weizen, Roggen und Dinkel gibt es in unterschiedlichen Ausmahlungsgraden. Je geringer der Ausmahlungsgrad (erkennbar an der Typenzahl), umso heller ist das Mehl und umso mehr Stärke (=schnelle Kohlenhydrate) enthält es. Vollkornmehl weist deutlich mehr langkettige Kohlenhydrate (=Schneckencarbs) auf, die langsamer abgebaut werden, dadurch länger satt machen und die Bauchspeicheldrüse moderater strapazieren.

Trotzdem haben alle gängigen Mehlsorten einen sehr hohen Kohlenhydratanteil (bis zu 71g pro 100g), auf den die meisten Low-Carb-Anhänger gern verzichten möchten. Deshalb experimentieren sie mit Mehlsorten, die sehr viel weniger Kohlenhydrate und dafür mehr Eiweiß aufweisen – das sorgt für weniger Blutzuckerspitzen. Beliebt sind unter anderem:

Sojamehl
Wird meist aus Sojabohnen hergestellt und punktet (je nach Fetttextur) mit maximal 7,5g Carbs auf 100g.

Mandelmehl (entölt)
Besteht nicht aus gemahlenen Mandeln, sondern aus den Resten, die bei der Mandelölgewinnung entstehen. 100g enthalten max. 12g Kohlenhydrate.

Eine preiswertere Alternative kann das Mahlen von Mandeln sein (noch weniger Kohlenhydrate, aber deutlich mehr Fett).

Kokosmehl
Entsteht als Abfallprodukt bei der Herstellung von Kokosöl und ist mit ca. 4g besonders Low Carb.

Leider kann keines der Ersatzmehle 1:1 gegen Weizenmehl und Co ausgetauscht werden. Es braucht etwas Geschick und Geduld, das jeweils beste Verhältnis herauszufinden, um ein Ergebnis zu erhalten, das schmeckt.

Zu Hause angekommen, werfe ich das Waffeleisen an, schließlich habe ich Nellie für heute Nachmittag selbst gebackenes Kleingebäck versprochen. Dass es eine kohlenhydratarme Variante geben wird, habe ich sicherheitshalber verschwiegen.

Nach einer halben Stunde Internetrecherche ist meine Low-Carb-Waffelrezepte-Ausbeute eher bescheiden. Kaum eines dabei, das sich wirklich lecker liest. Also beschließe ich, fürs Erste unser traditionelles Lieblingsrezept »Mohn-Buttermilchwaffeln«* abzuwandeln und nur den Hauptverdächtigen Weizenmehl fürs Erste wenigstens teilweise durch carb-arme Alternativen zu ersetzen. Also rühre ich anstelle des ordinären Weizenmehls zu gleichen Teilen Soja-, Kokos- und Mandelmehl in den Teig. Wie gern hätte ich auch den Zucker durch Xylit ersetzt, aber da das Paket vermutlich erst in einigen Tagen ankommen wird, begnüge ich mich erst mal damit, die im Rezept angegebene Menge der Raffinade um die Hälfte zu reduzieren.

Ich bin erstaunt – das Ergebnis kann sich durchaus sehen und auch schmecken lassen! Nellie ist ebenfalls begeistert. Wir nehmen uns vor, weitere, bewährte Rezepte aus unserer Sammlung abzuwandeln und so aus unserer geliebten Nachmittags-Kaffee-Mahlzeit ein weiteres Low-Carb-Event zu machen. Ich hoffe nur, dass uns der auserwählte Zuckerersatz keinen Strich durch die Rechnung macht.

Natürlich habe ich nach speziellen Low-Carb-Süßkram-Rezepten gesucht. Ich habe diverse gefunden, aber leider sahen nur wenige wirklich lecker aus. Und dann die Zutatenlisten – teilweise arg abenteuerlich. Nee, da konzentriere ich mich lieber auf das kohlenhydratmäßige Herunterfahren traditioneller Rezepte und ersetze die bösen Ingredienzien wie Mehl und Zucker durch Low-Carb-Alternativen. Da weiß ich, was ich habe. Hoffe ich zumindest.

Das Thema beschäftigt mich noch, nachdem längst alle Waffeln aufgegessen sind. Ich sinniere darüber, dass wir alle vermutlich viel weniger Süßes essen würden, wenn der normale Industriezucker nicht so unverschämt günstig wäre. Schokolade und Co. wären dann richtige Luxusartikel, die wir uns nur zu besonderen Gelegenheiten gönnen würden. Und erst die zuckerstrotzenden Softdrinks – niemand würde mehr solche Mengen, wie sie heute in vielen Familien gang und gäbe sind, in sich hineinschütten. Außerdem würde die Lebensmittelindustrie die gängigen Zuckervarianten wie Saccharose, Glukose, Fruktose etc. ganz sicher nicht mehr so großzügig als Füllmittel und Geschmacksträger einsetzen. Vielleicht wäre die immer wieder diskutierte Zuckersteuer doch ein probates Mittel, das Problem in den Griff zu bekommen? Ich wäre dafür!

Abends bin ich mit meinen Gedanken schon wieder ganz woanders. Eigentlich will ich die sündhaft teuren Low-Carb-Nudeln zum Abendessen kredenzen, entscheide mich dann aber doch dagegen. Die Nudeln sehen schon im ungekochten Zustand nicht sehr lecker aus, also steht zu befürchten, dass sie nach dem Wasserbad optisch nicht zulegen. Und beim Geschmack habe ich ebenfalls meine Zweifel. Ich beschließe, die Exoten erst einmal heimlich im Selbstversuch zu testen. Denn die Grenzen des kulinarisch Erträglichen sind beim Rest der Familie eng gesteckt. Das Letzte, was ich jetzt gebrauchen kann, ist ein Gang auf die Barrikaden, nur weil ich meiner Aufgabe als sensibler Vortester nicht gerecht geworden bin.

Apropos Familie – sie hat wieder Hunger, also improvisiere ich. Im Tiefkühler frostet seit dem Abgrillen Ende September eine Packung Rostbratwürstchen* vor sich hin – die taue ich auf und bereite ein leckeres Wirsinggemüse vor, das geschmacklich hervorragend zu den Würsten passt. Als Topping brate ich noch für jeden ein Spiegelei, und fertig ist eine Abendmahlzeit mit nur 12g Kohlenhydraten pro Portion!

Die Kohlenhydrate passen, aber mir wird das Gesamt-Experiment langsam zu fleischlastig und erinnert mich immer mehr an die Paleo-Wochen. Erstaunlicherweise gibt es viel mehr Low-Carb-Fleisch/Fisch-Rezepte als vegetarische. Oder muss ich einfach nur noch mehr suchen, buddeln, experimentieren? Hm, langsam wird es anstrengend.

21. November, Samstag: Wer suchet, der findet

Tag fünf. Heute gibt es zum Frühstück statt der obligatorischen Brötchen das gestern gekaufte Low-Carb-Brot. Mit nur 12g Kohlenhydraten auf 100g und vielen Körnern scheint es die optimale Alternative zum herkömmlichen Vollkornbrot zu sein. Mir persönlich schmeckt das Brot sogar recht gut, vor allem weil es so saftig ist, aber Nellie nörgelt. Sie moniert einen seltsamen Beigeschmack, den ich beim besten Willen nicht entdecken kann. Offenbar sind ihre Geschmacksknospen heute mal wieder hypersensibel – oder sie trickst, weil sie weiß, dass ich noch einige Scheiben Toast eingefroren habe. Schwer zu sagen. Aber ich habe keine große Lust auf Maulereien, lieber rette ich den Familienfrieden, indem ich zwei Scheibchen quadratisches Weißbrot in den Toaster werfe. Mein Mann kaut währenddessen genussvoll sein gut belegtes Eiweißbrot und macht keinen unzufriedenen Eindruck. Es scheint, als könnte es wenigstens mit den beiden etwas werden.

Gut zu wissen: ZUCKERERSATZSTOFFE.

Der Markt der Zuckerersatzstoffe ist groß. Neben den klassischen, künstlichen Süßstoffen wie Aspartam, Saccharin oder Natriumcyclamat gibt es eine Vielzahl von Zuckerersatzstoffen, die natürlichen Ursprungs sind.

Künstliche Süßstoffe haben einige Vorteile: Sie weisen überwiegend eine stärkere Süßkraft als klassischer Zucker (Saccharose) auf, sind kalorienfrei und werden blutzuckerneutral verstoffwechselt. Andererseits wurden sie lange Zeit kritisch betrachtet und standen unter dem Verdacht, Krebs auszulösen. Da die Gemengelage immer noch nicht eindeutig ist, sollten diese Süßstoffe möglichst nicht oder nur in sehr geringen Mengen konsumiert werden.

Natürliche Zuckerersatzstoffe wie Fruchtzucker, Xylit, Erythrit, Sorbit und Stevia werden überwiegend aus Pflanzen (-teilen) und manchmal unter fragwürdigen Bedingungen hergestellt.

Im Gegensatz zu den künstlichen Süßstoffen haben sie meistens eine geringere Süßkraft als Saccharose und weisen einen geringeren Brennwert (Kalorien) auf. Einige Zuckerersatzstoffe verfügen zudem über einen (eher unangenehmen) Eigengeschmack, andere wirken bei übermäßigem Verzehr abführend.

Perfekt geht anders.

Nachmittags klingelt es an der Tür. Welch eine Überraschung, das Paket mit den bestellten Nudeln und dem Ersatzzucker ist da! Ich bin tatsächlich leicht aufgeregt ob der zu erwartenden Geschmackserlebnisse, wer hätte das gedacht?

Ich habe mich – nach speziellen Erfahrungen mit anderen Zuckerersatzstoffen – für Xylit, auch Birkenzucker genannt, entschieden. Einerseits, weil er relativ natürlichen Ursprungs ist, da er überwiegend aus Baumfasern hergestellt wird. Andererseits gefällt mir, dass keine negativen Auswirkungen auf die Gesundheit bekannt sind und er weder Bauchspeicheldrüsen zum Ausflippen bringt, noch Zähne angreift und/oder Durchfälle verursachen soll – sehr zugkräftige Argumente, wie ich finde! Außerdem hat er immerhin 40% weniger Kalorien als normaler Zucker, was auch nicht verkehrt ist. Leider wiegen die vielen Vorteile den Nachteil des hohen Preises nicht wirklich auf. Da Xylit sehr teuer ist, werde ich mir wohl künftig dreimal überlegen, wie viel ich davon verwende. Beim konventionellen Backen habe ich mir schon vor Jahren angewöhnt, maximal zwei Drittel der im Rezept angegebenen Menge an Zucker zu verwenden. Die Süßkraft reicht völlig aus, zumindest hat sich noch nie ein Esser beschwert. Nun werde ich 75% der zwei Drittel künftig in Form von Xylit hineinrühren – falls ich mich nicht verrechne.

Gegen 22 Uhr macht es Pling, weil mir Sabine ein Foto mit einem auf den ersten Blick undefinierbaren Pamps aufs Handy schickt. »Extrem lecker, auch wenn es nicht so aussieht ☺!«, folgt erklärend. Aah, ja. Dann noch ein Pling: »Chili sin Carne, aber dafür mit braunen Linsen*!« Ok, wird ausprobiert – versprochen, Sabine!

24. November, Dienstag: Enttäuschung pur

Achter Tag. Sabines Chili muss warten, denn heute sind erst mal die schändlich teuren Low-Carb-Nudeln dran. Ich konnte mich nicht aufraffen, sie vorab und unter Ausschluss der (Familien-)Öffentlichkeit zu testen, also müssen jetzt doch alle probieren. Ein Blick auf die Zutatenliste verrät mir, dass die Nudeln offensichtlich in einem Chemielabor geboren wurden; dafür haben sie nur 10g Kohlenhydrate auf 100g.

Das ist nicht schlecht, schließlich bringen es die, nicht nur in meiner Familie heiß geliebten, Hartweizennudeln, auf immerhin rund 35g. Also alles prima? Von wegen, denn das Problem ist der Geschmack. Milde formuliert: kein Vergleich! Findet Nellie auch, sie spuckt die Nudeln im hohen Bogen wieder aus und weint fast ob der Enttäuschung. Ihr wurden Nudeln versprochen, und dann das! Ich kann sie gut verstehen, mir geht es genauso. Und wenn ich nicht so gut erzogen wäre, würde ich die Pampe in meinem Mund ebenfalls quer über den Tisch spucken. Bäh!

Es muss doch möglich sein, Low Carb und Nudeln zusammenzubringen? Ich suche wieder und entdecke im Netz einige carb-arme Nudel-Selbermach-Rezepte, die ein »befriedigendes Nudelgefühl im Mund« versprechen. Wo auch sonst, sinniere ich amüsiert vor mich hin. Doch dann lese ich, dass diese Nudeln aus Kichererbsenmehl hergestellt werden sollen. Grundsätzlich keine schlechte Variante, denn dieses Mehl ist zwar nur leicht carbreduziert, weist aber einen hohen Eiweißanteil auf. Leider habe ich mit diesem Weizensubstitut schon früher einige unschöne Erfahrungen gemacht. Mir fallen diverse Pizzateigversuche ein. Jeder war geschmacklich eine Katastrophe, obwohl die Beläge allesamt superlecker waren. Was man von den Pizzaböden nicht behaupten konnte. Die Kichererbsenmehl-Versuchsreihe wurde bald eingestellt, und ich habe keine große Lust, einen neuen Test zu starten. Warum sollten die Nudeln besser werden? Das Kichererbsenmehlproblem nagt an meiner Gesamtmotivation. Irgendwie macht mir das Ausprobieren immer weniger Spaß. Ich beschließe, dass es zum Ende des Experiments Zeit wird für eine neue Low-Carb-Variante. Eine, bei der ich (hoffentlich nur Gutes) schmecke. Und zahle.

Der Flyer des einschlägigen Lieferservices, der bereits vor einiger Zeit in meinem Briefkasten landete, hat mich sofort neugierig gemacht. Und hungrig. Dennoch bin ich nicht schnurstracks an mein Notebook gehüpft, um das Low-Carb-Kennenlernpaket zu ordern. Gründe gab es einige – den Preis zum Beispiel. Aber auch die Tatsache, dass die Gerichte natürlich nur für eine Person konzipiert sind. Was soll der Rest der Familie essen?

Der Zufall spielt mir in die Hand. Mein Mann wird in der nächsten Woche für einige Tage auf Dienstreise sein, das bedeutet: ein Esser weniger. Ich beschließe, umgehend das Probepaket mit sieben Gerichten zu bestellen und mir diese dann mit Nellie zu teilen. Wenn sie ihr denn schmecken. Was ich bei diesen Preisen stark hoffe.

Die Lieferbestätigung folgt prompt, das Paket wird da sein, wenn mein Mann weg ist. So fügt sich alles zusammen. Meine Spannung steigt. Und damit zum Glück auch wieder mein Motivationspegel. Bis es so weit ist, werde ich auf Low-Carb-Sparflamme kochen, indem ich auf bereits ausprobierte Rezepte zurückgreife.

30. November, Montag: »Liefer-Low-Carb«

Tag 14. Das Paket kommt pünktlich und mutet mit seiner inwandigen Isolierschicht ziemlich futuristisch an. Die Gerichte selbst sind jeweils in Plastik und Pappkarton eingepackt, zwischen ihnen liegen große Kühlpacks, ebenfalls mit Plastikhülle. Umweltfreundlich geht anders, denke ich, als ich die Abendmahlzeiten der nächsten Tage eiligst in den Kühlschrank packe, um die Kühlkette nicht allzu lange zu unterbrechen. Mich graust es vor den Müllmengen, die ich mir mit diesem Experiment ins Haus geholt habe. Und wie soll ich nur die isolierte Pappe entsorgen? Leider ist weit und breit kein Hinweis zu finden, also ab in die gelbe Tonne damit, ist ja schließlich eine Verpackung!

Als Nellie aus dem Hort kommt, wirft sie einen neugierigen Blick in den Kühlschrank und entdeckt sofort die adrett gestapelten Pakete. Nachdem ich ihr Grund und Umstände deren Daseins erklärt habe, möchte sie wissen, was man in welchem Paket finden kann. Einiges scheint sie anzusprechen, anderes lehnt sie sofort und eindeutig ab. Lachsfilet auf Blattspinat zum Beispiel. Ich bin nicht traurig drüber, dann bleibt mehr für mich von diesem teuren Vergnügen. Und für sie findet sich sicher eine Alternative aus unserem konventionellen Kühlschrank-Repertoire.

Abends ist es dann so weit – ich öffne das erste Paket. Nellie steht dabei und gibt Hilfestellung, indem sie den »Eintopf mit hohem Gemüseanteil« samt Plastikverpackung in die Mikrowelle legt. Sinnlich kochen geht anders, aber wir hoffen auf einen guten Geschmack. Als ich die Plastiktüte mit der Schere aufschneide und den Inhalt in einen Suppenteller fließen lasse, bin nicht nur ich ob des Aussehens und der Menge enttäuscht. »Mama, das sieht aber komisch aus! Und von dem bisschen sollen wir beide satt werden?« Nellie ist irritiert. Ich auch, aber ich mache gute Miene zum bösen Spiel. Schnell die Minimenge auf zwei Teller verteilen und servieren. Geschmacklich ist am Eintopf, der für uns beide mengenmäßig gerade mal als Vorspeise durchgeht, glücklicherweise nur auszusetzen, dass der Koch für meinen Geschmack ein wenig zu viel Salz verwendet hat. Nellie möchte zum Nachtisch einen Quarkbecher mit frischen Früchten, den ich sehr großzügig ausfallen lasse. Schließlich soll das arme Kind nicht, nur weil seine Mutter so experimentierfreudig ist, hungrig ins Bett gehen müssen!

4. Dezember, Freitag: Das Ende vom Lied

Nach drei weiteren Tagen Liefer-Low-Carb mit zwei »Fertigmahlzeiten« täglich bin ich nicht nur froh, dass die Packungen verbraucht sind, sondern auch, dass das Gesamt-Experiment nun zu Ende ist. Ich bin um einige Erfahrungen reicher, habe mal wieder Alternativen ausprobiert, mich auf Neues eingelassen, aber trotzdem gibt es etwas, das ich nicht länger ignorieren kann: Die Adventszeit hat begonnen! Alles um mich herum nascht Kohlenhydrat-Fett-Bomben. Ich bin neidisch, heißhungrig, spüre meinen Willen bröckeln. Gemeinerweise hat Schwiegermutter gestern Lebkuchen und Marzipankartoffeln in diesem Haushalt eingeschleppt. Ich ahne, dass es wohl nur noch wenige Stunden dauern wird, bis mich der Weihnachtszeit-Naschdruck in die Knie zwingt. Zur Kaffee-Mahlzeit kapituliere ich. Und genieße. Alles gut – die bösen Kohlenhydrate waren in den letzten Wochen meine Feinde und werden es bald wieder sein. Aber jetzt wird es erst einmal Zeit für eine Annährung. Lasst euch umarmen ... äh ... essen!

Was es mir gebracht hat

Positiv

- Low Carb ist eine spannende Sache, von der ich mir vorstellen könnte, sie durchaus öfter (phasenweise) in mein Leben zu integrieren. Besonders dann, wenn ich merke, dass mein Leben mal wieder zu kohlenhydratlastig ist. Das Fokussieren auf den Carbanteil von Lebensmitteln schärft das Bewusstsein und führt fast automatisch zu einer bauchspeichelentlastenden Ernährung. Und diese kann tatsächlich für Fettabbau sorgen, wie ich am eigenen Leib erleben durfte – ich habe in den letzten Wochen immerhin zwei Kilo abgeworfen.

- Heißhungerattacken gehörten durch den recht rigorosen Verzicht auf schnelle Kohlenhydrate schnell der Vergangenheit an.
- Anders als bei Paleo liegt der Fokus bei Low Carb nicht so extrem auf Fleisch und Fisch, auch wenn fleisch-/fischlose Rezepte in der Minderheit sind. Insgesamt ist die Lebensmittelauswahl deutlich größer, auch weil Getreidevollkornprodukte in Maßen erlaubt sind.

Negativ

- Familienfreundlich geht aus meiner Sicht anders – Mann und Kind haben sich frühzeitig abgeseilt, weil ihnen die »erlaubten« Kohlenhydratmengen zu wenig waren. Für Low Carb in Teilzeit (Abendmahlzeiten) konnten sich die beiden jedoch durchaus erwärmen, was dafür sorgte, dass ich das Gefühl hatte, ihren Gesamtcarbverzehr positiv beeinflussen zu können.

Mein Fazit

Für Menschen, die nur sich zu versorgen haben, ist das Low-Carb-Prinzip gut machbar. Allerdings ist es relativ teuer, wenn man spezielle Produkte kauft Die Auseinandersetzung mit den Nährstoffen schärft den Blick für die tägliche Ernährung. Wer Low Carb lebt, kann damit seinen Blutzucker stabilisieren und Heißhungerattacken verhindern. Als dauerhafte Ernährungsform erscheint es mir jedoch nicht besonders attraktiv, weil die stringente Kohlenhydratevermeidung etliche Gaumenfreuden ausschließt.

Mein No Carb-Einkaufszettel

- Viel Gemüse (Brokkoli, Blumenkohl, Zucchini etc.)
- Wenig zuckerarmes Obst (z. B. Himbeeren, Johannisbeeren, Blaubeeren)
- Eier, Quark, Joghurt, (Butter-)Milch (Natur, vollfett), Käse (Camembert, Gouda, Mozzarella, Bergkäse)
- Verschiedene Sorten Fleisch, Geflügel
- Fisch
- Tofu
- Nüsse, Mandeln

JANUAR 2016:
No Carb – Kohlenhydratverzicht für Fortgeschrittene

So funktioniert No Carb

Bei einer No-Carb-Ernährung wird – anders, als zu vermuten wäre – die Kohlenhydrataufnahme nicht komplett eingestellt, sondern vielmehr auf ein Minimum reduziert. Damit soll der Stoffwechsel schnell dazu gebracht werden, die nötige Energie aus den körpereigenen Fettreserven zu generieren (Fachbegriff: Ketose, siehe Wissenkasten Seite 82).

Viele Anhänger dieser Ernährungsform nehmen täglich maximal ein Gramm Kohlenhydrate pro Kilogramm Körpergewicht zu sich (z.B. 65g bei 65kg). Diese wenigen Carbs sollten möglichst nur in besonders kohlenhydratarmen, aber protein- und fettreichen Lebensmitteln enthalten sein – alle offensichtlichen Kohlenhydrate wie Süßigkeiten, Stärkehaltiges und fruchtzuckerreiches Obst werden rigoros vom Speiseplan gestrichen. Hardliner gönnen sich zeitweilig sogar nur insgesamt 20g bis 50g Kohlenhydrate pro Tag, um schneller in die Ketose zu gelangen. Dafür verzichten sie oft auch auf einige Gemüsesorten und bestimmte Nusssorten, weil in ihnen mehr als minimale Mengen von Kohlenhydraten stecken. Diese strenge Form wird jedoch von einigen Ernährungsexperten abgelehnt, weil sie gesundheitsgefährdend sein könnte.

No Carb wird kontrovers diskutiert und sollte nach Expertenmeinung nur von gesunden Menschen und in Intervallen von maximal vier Wochen betrieben werden. Danach wird empfohlen, die tägliche Nahrungsaufnahme langsam wieder um mehr komplexe Kohlenhydrate zu erweitern – jedoch nicht mehr, als tatsächlich verbrannt werden. Ansonsten droht Gewichtszunahme.

Wie auch bei Low Carb sollte man idealerweise täglich nur drei Mahlzeiten zu sich nehmen (dazwischen mindestens fünfstündige Esspausen). Und viel trinken – bis zu drei Liter Wasser oder Tee. Kaffee nur in Maßen und schwarz.

Erlaubte Hauptlebensmittel

Gemüse, Eier, mageres Fleisch, Fisch (Omega-3-reich), Tofu, Milchprodukte, viele Nusssorten, Hülsenfrüchte, gute Fette (Olivenöl). Wenig – fruchtzuckerarmes – Obst.

Tabu:

Alle Getreide- und Industriezuckerprodukte, Kartoffeln, Alkohol, (frucht-)zuckerhaltige Getränke.

Vor meinem Selbstversuch

Gewicht: 62,9kg (bei einer Körpergröße von 167cm), Fitness: könnte besser sein, maximal zwei Sporteinheiten pro Woche. Gesundheitszustand: häufig müde und dauererkältet.

Ernährung: Relativ kohlenhydratlastig, nach dem Low-Carb-Experiment viel genascht (Weihnachtszeit!). Hoher Gemüseverzehr, relativ wenig Fleisch und Fisch. Zwei bis drei Obstportionen pro Tag.

Mein Plan

Ich reduziere meinen Kohlenhydratanteil in den nächsten vier Wochen extrem – einige Tage lang auf ca. 50g, in der Hoffnung, dass die Ketose schnell eintritt. Anschließend auf die meinem Gewicht entsprechenden ca. 63g pro Tag. Realisieren werde ich die Carbreduktion, indem ich komplett auf Brot und andere Mehlprodukte verzichte. Außerdem lasse ich Süßigkeiten, Nudeln, Reis, Kartoffeln und Alkohol links liegen. Wenn ich zu Obst greife, dann nur in geringer Menge und von relativ fruchtzuckerarmen Sorten wie Beeren und Zitrusfrüchten.

Ich plane nur einen Beobachtungstag ein, weil mir sehr bewusst ist, wo der Hase derzeit im Pfeffer ... äh ... Zucker liegt.

31. Dezember, Donnerstag: Einziger Beobachtungstag

Eigentlich könnte ich mir sogar diesen einen Beobachtungstag schenken, denn mir ist völlig klar, dass meine aktuelle Ernährungsweise so viel mit No Carb zu tun hat wie die AfD mit Fremdenfreundlichkeit. Nicht mal, wenn ich mir selbst gegenüber extrem wohlgesonnen wäre, dürfte ich behaupten, dass ich derzeit annähernd kohlenhydratarm esse. Das Einzige, was ich aus der Low-Carb-Phase herübergerettet habe, ist die Esspause zwischen 20 und 8 Uhr. Immerhin!

Mehr war auch nicht zu erwarten. Leute, mal ehrlich, wer möchte in den Wochen vor Weihnachten schon ernsthaft auf Kohlenhydrate verzichten? Ich jedenfalls nicht. Könnte ich auch gar nicht. Ich kenne mich ja bereits ein paar Jahre und habe durch intensive Selbstbeobachtung herausgefunden: Der Dezember ist für mich ernährungsmäßig der kritischste Monat des Jahres. Wie ein unerwünschter Staubsauger-Vertreter klopft in dieser Zeit die böse alte Freundin namens Zuckersucht an meine Tür. Wie viele Jahre habe ich versucht, mich gegen diesen aufdringlich-unerwünschten Besuch zu wehren, hat aber leider nie funktioniert. Heute bin ich gelassener, bitte sie freundlich herein und beherberge sie, bis sie genug hat und mich endlich wieder verlassen möchte. Ich übe mich also in geduldiger Annahme und nehme diesen Teil des Jahres als eine Art Auszeit vom Thema gesunde Ernährung an. Mit allen Konsequenzen: Ich esse, was mir schmeckt, nehme es mit dem Sport nicht ganz so genau und freue mich auf den Januar. Interessanterweise hat diese gewissensbissfreie Herangehensweise dafür gesorgt, dass ich den Dezember über zwar deutlich ungesünder esse, aber die Mengen des Junkfoods sich in relativen Grenzen halten. Und damit auch meine Gewichtszunahme.

Also blieb ich ganz entspannt, als bereits wenige Stunden nach dem Ende meines Low-Carb-Experiments die ersten Süßigkeiten in mein Blickfeld traten und meine gesamte Aufmerksamkeit forderten. Sie schienen regelrecht auf meine Wiederkehr gewartet zu haben; es kam mir vor, als begrüßten sie mich wie einen alten Freund: »Hey, lange nicht gesehen! Schön, dass wir wieder für dich da sein dürfen!« Wir hatten offensichtlich ein Date, und sie versprachen mir, dass wir uns von nun an wieder öfter sehen würden. Zumindest bis zum Ende des Monats.

Heute ist der 31.12., und es passiert das, was *immer* am letzten Tag des Jahres passiert: Ich habe den ganzen Süßkram und das viele fette Essen satt. Und wie an jedem Silvestertag fühle ich mich extrem träge und aufgedunsen. Es folgt der obligatorische Aufschrei: Hilfe, was soll ich nur zur Party anziehen? Natürlich erwacht ausgerechnet in diesem Moment mein Körpergefühl aus dem Dezemberschlaf und macht gemeinsame Sache mit meinem subjektiven Empfinden. Und meiner schlechten Laune. Unentspannt stehe ich vor dem Kleiderschrank und frage mich, womit ich um Himmels willen diese seltsamen Kohlenhydratknubbel an Hüften, Po und Beinen verstecken soll. Neulich habe ich gelesen, dass Carbs die äußerst unschöne Angewohnheit haben, Wasser an sich zu binden. Jedes Kohlenhydratgramm kettet 2,1g Wasser an sich – um sich dann sehr offensichtlich an Bauch/Beine/Po zu heften. Ok, es könnte sich auch um Fettablagerungen handeln, das will ich in diesem diffusen Licht lieber nicht unterscheiden können. Wichtiger ist jetzt, etwas Passables zum Anziehen zu finden. Ich probiere eine

Klamotte nach der anderen, um sie dann frustriert aufs Bett zu werfen. Genervt gebe ich auf und lege mich neben den Klamottenhaufen. Das hätte ich lieber nicht tun sollen, denn als ich mich auf die Seite lege, spüre ich, dass mein Bauch ungefragt dazu übergegangen ist, eine eigene Liegefläche zu beanspruchen. Na super!

Nach zehn unschönen Frustminuten entdecke ich in der hintersten Ecke dieses nette, weit geschnittene (!), schwarze (!) Kleid, das mich schon manches Mal gerettet hat und das als *das* Kaschierwunder schlechthin in jedem Kleiderschrank hängen sollte. Schnell übergezogen (puh, passt wirklich noch, so ein Glück!), fange ich mich wieder. Auch, weil ich weiß, dass mich nur noch wenige Stunden vom Beginn des neuen Jahres trennen. Endlich wieder bewusster ernähren, endlich wieder Frischkost!

Stunden später ist die Party in vollem Gange, und ich amüsiere mich wie Bolle. Es gibt leckere Cocktails, super Musik und ein bombastisches Buffet. Ich nasche hier und probiere da und freue mich, dass die Party in diesem Jahr nicht bei uns stattfindet – stapelt man am Neujahrstag nämlich die Reste der Silvester-Leckereien in der eigenen Küche, ist das meiner Erfahrung nach nicht selten der frühe Tod für ambitionierte Neujahrs-Ernährungsvorsätze. Problem erkannt, Problem gebannt – No Carb, ich komme!

1. Januar, Freitag: Keinen Kater und keine Carbs

Die Nacht war sehr kurz, aber ich bin geradezu euphorisch. Endlich Januar – wie sehr habe ich ihn erwartet (obwohl ich den Winter grundsätzlich natürlich weiterhin nicht leiden kann). Nun geht es also los mit meinem No-Carb-Experiment. Ich habe mich gut vorbereitet und weiß: Nix mit Larifari, die Regeln sind streng und lassen quasi keinen Spiel-

;ut zu wissen: KETOSE UND DIE IHR NACHGESAGTEN VORTEILE.

:nhydrate lassen den Blutzuckerspiegel ansteigen. Um Energie in die Zellen zu schleusen, produziert die Bauchspeicheldrüse Insulin. Dieses fungiert als Zellen-Türöffner, sorgt aber auch dafür, dass überschüssiger Blutzucker, der von den Zellen nicht gebraucht wird, in der Leber zu Fett umgewandelt wird. So oder so – der Blutzuckerspiegel sinkt relativ schnell ab und sorgt für neues (Heiß-)Hungergefühl. Zusätzlich fühlt man sich irgendwie schlapp und müde, also isst man, obwohl die Zellen womöglich noch gar keinen Energienachschub benötigen. Meistens gibt es wieder Kohlenhydratlastiges, was den Blutzuckerspiegel erneut schnell ansteigen lässt. Die Bauchspeicheldrüse gibt wieder alles, produziert Unmengen Insulin. Doof ist nur, dass der Körper, solange auch nur das kleinste Fitzelchen Insulin arbeitet, kein Gramm Fett verbrennt! Erst wenn es seine Arbeit getan hat, kann das Fetttilgerhormon Glukagon aktiv werden.

Sobald dem Körper eine gewisse Zeit lang nur eine minimale Menge Kohlenhydrate zugeführt werden, wird die Glukagonproduktion aktiv. Das animiert den Stoffwechsel, auf eine andere Energiequelle umzustellen: die Fettreserven anzuzapfen und aus den körpereigenen Fettsäuren die sogenannten Ketonkörper zu bilden. Diese werden in Glukose umgewandelt und stehen dann den Körperzellen als Energie zur Verfügung.

Neben der unweigerlichen Gewichtsabnahme werden dieser Form der Ernährung weitere Vorteile nachgesagt:

- Verbesserte Konzentrationsfähigkeit.
- Kein Heißhunger mehr.
- Verbesserte Darmflora.
- Positive Effekte bei Krankheiten wie Epilepsie, ADHS, Parkinson, Alzheimer, Krebs.

raum. Kein Problem, denn mein Wunsch nach Veränderung passt perfekt zu einer solchen Hardcore-Erfahrung. Mich dürstet es nach Entgiftung und neuen Erkenntnissen!

Meine Freundin Sabine ist nicht ganz so begeistert, als ich ihr von meinem neuesten kulinarischen Exkurs erzähle. Obwohl auch sie unter einem heftigen Advents-Carb-Koller leidet, sind ihr kaum Carbs eindeutig zu wenig. Außerdem kann sie sich nicht vorstellen, dass es ohne Hunger möglich sein soll, den Körper auf interne Fettverbrennung umzustellen. Sie lässt mir den Vortritt und beschließt, vorerst wieder auf die Low-Carb-Welle aufzuspringen und dort auf meinen Erfahrungsbericht zu warten. Auch gut.

Mich macht diese Ketosegeschichte neugierig. Ich bin gespannt, wie es sich anfühlt, als Ketorianer unterwegs zu sein. Nun ja, ein paar Tage wird es wohl noch dauern, bis es in mir zu einem Wechsel der Energieversorgung kommt – schließlich habe ich gestern so viele Kohlenhydrate eingefahren, dass meine Carbspeicher zum Bersten voll sein dürften. Aus heutiger Sicht betrachtet, ist das natürlich nur ein semi-idealer Start, hat aber den Vorteil, dass ich locker das Frühstück ausfallen lassen konnte. Und das Mittagessen ebenso.

Auch wenn ich keinen Hunger habe, beschäftige ich mich natürlich mit der Materie, sprich den Lebensmitteln, die in den nächsten Wochen mein Leben bestimmen werden. Kurz liebäugle ich mit einer No-Carb-Einschleich-Variante, die einem die Umstellung besonders leicht machen soll, weil man eine kleine Weile lang nur Smoothies zu sich nimmt. Natürlich keine reinen Obstvarianten, denn die haben deutlich zu viele Kohlenhydrate. Nein, es gäbe vorwiegend geschreddertes Gemüse – allerdings in Kombinationen, die mir nicht gerade das Wasser im Mund zusammenlaufen lassen: Spitzkohl-Heidelbeere oder Apfel-Sellerie-Paprika-Olive. Den ganzen Tag dicke, nicht sehr ansehnliche Gemüsesäfte, aus Zutaten, die ich überwiegend nicht mal ungeschreddert essen würde? Nö, nicht mit mir. Wenn schon No Carb, dann wenigstens lecker!

Also doch lieber traditionelle und feste Nahrung – abends teste ich das erste No-Carb-Rezept: Spitzkohlpfanne mit Räuchertofu und Parmesan*. Sehr lecker. Und extrem kohlenhydratarm. Satt und zufrieden schlafe ich gegen 22 Uhr auf der Couch ein.

2. Januar, Samstag: Koffein, Kopfschmerz und Ketostreifen

Morgens bin ich immer noch zufrieden, was sicher daran liegt, dass die Silvester-Carb-Vorräte in meinen Körperdepots noch immer nicht aufgebraucht sind. Nach dem Frühstück – Rührei an Tomaten-Gurken-Salat – bin ich immer noch im Einklang mit mir. Wäre da nicht die Sache mit dem Kaffee. Meine Recherche hat nämlich unschöne Neuigkeiten ergeben: Kaffee und Früchtetee sind nicht kohlenhydratfrei, sondern schleppen pro 100ml bis zu 0,6g Carbs mit! Früchtetee ist für mich kein wirkliches Problem, Kaffee hingegen schon. Vor allem, wenn man ihn, so wie ich, am liebsten mit viel Milch mag. Und die hat allerhand Kohlenhydrate in Form von Milchzucker. Ich lerne, dass mir ein Latte macchiato, zubereitet mit 200ml Milch, rund 11g Kohlenhydrate beschert. Autsch, das macht bei meiner aktuellen Tagesration von vier Tassen oder Portionen locker 44g! Völlig inakzeptabel, wenn man nur magere 63g Carbs pro Tag zu sich nehmen darf. Abgesehen davon, befürchte ich, dass meine morgendlichen ein bis zwei Milchkaffee dafür sorgen, dass die Ketose ausgehebelt wird. Oder gar nicht erst losgeht. Das wäre natürlich nicht im Sinne des Experiments!

Ich denke über Abwandlungen und Alternativen nach. Macht es Sinn, auf Cappuccino umzusteigen (nur 100ml

Gut zu wissen: MÖGLICHE UMSTELLUNGSPROBLEME.

Körper und Gehirn müssen sich erst einmal an die neue Form der Energie gewöhnen, die ihnen durch die Ketose zur Verfügung gestellt wird. Deshalb ist in den ersten ein bis zwei Wochen sehr wahrscheinlich mit einigen unliebsamen Auswirkungen zu rechnen:

- Kopfschmerzen.
- Müdigkeit.
- Einschlaf-/Durchschlafprobleme.
- Körperlicher Erschöpfungszustand/Abgeschlagenheit.
- Schlechte Laune.

Milch, 6g Carbs) und gleichzeitig die Anzahl der Kaffeezubereitungen zu halbieren? Dann käme ich auf zwei Cappuccinos pro Tag, die aber auch mit immerhin 12g Kohlenhydraten zu Buche schlagen würden – immer noch zu viel, wenn ich an mein Limit (63g) denke. Also nur noch Kaffee schwarz? Geht gar nicht. Dann nutze ich lieber die Gelegenheit und befreie mich endlich von meiner Koffeinsucht. Denn mit Kopfschmerzen werde mich wohl so oder so herumplagen müssen.

Oh weh, diese unguten Aussichten lassen meine Euphorie- und Motivationskurve absacken. Aber nur kurz, denn ich bin viel zu neugierig auf dieses Experiment, als dass ich jetzt schon schwächle! Optimistischerweise hoffe ich einfach darauf, dass es mich nicht zu arg erwischen wird.

Ich beschließe, mir in den nächsten sieben Tagen weniger Programm als normalerweise aufzuerlegen. Ideal wäre vermutlich, sich für No Carb Urlaub zu nehmen, aber diese Idee muss ich leider mit Blick auf meinen Terminkalender als unrealisierbar verwerfen.

Natürlich erzähle ich meinem Mann nicht gleich von den zu erwartenden Problemchen, sondern versuche ihn mit interessanten Details aus der Welt des Gehirns und der Ketose auf das Thema einzustimmen: »Wusstest du eigentlich, dass das Nervengewebe des Gehirns zum größten Teil aus Fett besteht? Und dass sich das Gehirn meistens trotzdem erst mal gegen die Energieversorgung durch Ketonkörper wehrt? Spannend, oder?« Findet er nicht – und als er von den zu erwartenden Ess-Einschränkungen hört, ist er so irritiert, dass er aus dem Experiment aussteigen will, bevor er überhaupt richtig eingestiegen ist. Er argumentiert eine Spur zu nachdrücklich, wie ich finde: Das könne er sich beruflich gerade gar nicht leisten, weil viele Projekte anstünden. Ja, ja. Schon klar. Natürlich nicke ich trotzdem verständnisvoll, weil ich erkenne, dass ihm No Carb bisher einfach nicht genug attraktive Ziele bietet. Also beschließe ich, vorerst alleine loszulegen und vielleicht später einen neuen Versuch zu starten, um ihn doch noch ins Boot zu holen. Damit er sich trotzdem ein wenig mit dem Thema Kohlenhydrate beschäftigt, bitte ich ihn, in den nächsten sieben Tagen aufzuschreiben, was er isst und von welchen verspeisten Lebensmitteln er denkt, dass sie besonders viele Carbs enthalten haben. Er verspricht es leicht widerwillig – vermutlich, weil er ahnt, dass nicht nur meine Ernährung derzeit eher maximal suboptimal ist. Das würde auch erklären, warum er auffällig schnell zustimmt, ab sofort wenigstens abends No Carb zu essen. Nun bleibt bloß noch zu hoffen, dass Nellie die speziellen Abendmahlzeiten ebenfalls akzeptieren wird. Ich bin gespannt!

Gegen 14.30 Uhr regt sich nicht nur in mir das wohlbekannte Hungergefühl. Normalerweise steht in einer halben Stunde unsere ritualisierte Kaffee-Kuchen-Obst-Mahlzeit an, die sich erstaunlicherweise nach jedem Ernährungsexperiment wieder zurück in unser Leben schleicht. Konnte ich bei Low Carb noch mit kohlenhydratarmen Kuchenvariationen aufwarten, bin ich bei No Carb erst mal ratlos. Zumindest was mich angeht. Für Alex und Nellie, die verabredungsgemäß nur abends reglementiert werden, backe ich auf die Schnelle zwanzig kleine Low-Carb-Pancakes*, die sie sich mit einem Topping aus Sahnejoghurt und aufgetauten Heidelbeeren schmecken lassen. Für mich kommen diese verdammt lecker aussehenden Minipfannkuchen auf den ersten Blick nicht infrage, denn eine Portion (drei Stück) enthält satte 22g Kohlenhydrate. Ich rechne nach: Wenn ich nur drei Mahlzeiten pro Tag esse, kann ich mir theoretisch jeweils 21g Carbs gönnen. Da mein Rührei-Frühstück vermutlich fast kohlenhydratfrei war, erlaube ich mir drei Pancakes mit Topping. Dafür lasse ich den Kaffee samt Milch weg und verzichte schweren Herzens auf weiteres Obst.

Gegen 18 Uhr habe ich wieder Hunger – und leichte Kopfschmerzen. Ich vermute, dass das eher am Koffeinentzug liegt als an den wenigen Kohlenhydraten. Egal, ich bin fest entschlossen, diese erste Unpässlichkeit auszuhalten, und stelle mir vor, dass sie die Ketose einläutet. Vielleicht ist es ja tatsächlich schon so weit? Ich beschließe, mir am Montag in der Apotheke einschlägige Urinteststreifen zu besorgen, die meine hoffentlich bald existierenden Ketose-Fortschritte anzeigen.

Jetzt krame ich erst mal in meiner Low-Carb-Rezeptesammlung, um mich hinsichtlich des anstehenden Abendessens inspirieren zu lassen. Ich bin hocherfreut und fast erleichtert, als ich feststelle, dass viele Rezepte pro Portion deutlich unter 21g Carbs bleiben und damit den No-Carb-Geeignet-Stempel verdienen. Ein Rezept erscheint mir besonders lecker: Paprika-Cevapcici mit Spinat*. Flink mit Bio-Gehacktem und Blattspinat aus dem TK-Vorrat gekocht und genossen. Sehr lecker, und das bei nur 19g Kohlenhydraten pro Portion! Ich bin begeistert – aber was mache ich, wenn mir drei Mahlzeiten pro Tag erneut zu wenig sind? Ich rechne: Bei vier Mahlzeiten darf ich im Schnitt nur auf 15,6g, bei fünf sogar nur auf 12,6g Carbs kommen. Da wird es mit guten Rezepten schon schwieriger. Aber es gibt sie durchaus, wie ich beruhigt feststelle. Allerdings sind die meisten Kochideen recht eier-, fleisch- oder fischlastig. Kein Wunder, denn der Hauptenergieträger ist bei No Carb nun mal in der Regel Eiweiß. Aber muss es wirklich so viel tierisches Protein sein? Ich finde nicht und nehme mir vor, in den nächsten Tagen nach Alternativen Ausschau zu halten.

6. Januar, Mittwoch: Mittendrin und doch weit abgeschlagen

Die Kopfschmerzen begleiten mich seit Sonntag ununterbrochen. Dazu kommt eine bleierne Müdigkeit, die einfach nicht weichen will. Meine Hoffnung, dass der Kelch der Einschränkungen an mir vorbeigeht, hat sich leider nicht erfüllt. Aber ich gebe nicht auf, bin sicher, dass es mir bald besser gehen und sich das heiß ersehnte Hochgefühl demnächst einstellen wird. Die Teststreifen, die ich gestern frohen Mutes in der Apotheke ordern wollte, waren leider nicht vorrätig. Aber Dank Eilbestellung inklusive Lieferservice werden sie heute Abend bei mir sein. Dann kann ich endlich testen, ob mein Körper bereits Ketonkörper produziert. Ich bin gespannt!

Auch wenn mir der Kopf schmerzt, habe ich Hunger. Aber leider keine große Lust auf umfangreiche Küchenarbeiten. Also mache ich es kurz und bereite mir einen Buttermilchdrink zu: 200ml und 100g TK-Erdbeeren in den Standmixer geworfen und püriert – fertig! Ich hoffe, dass ich meinem nicht nur schmerzenden, sondern auch ziemlich trägen Kopf damit das richtige Angebot mache – viel Eiweiß, Vitamine und ein klein wenig Fruchtzucker. Der Drink schmeckt erstaunlich passabel, sodass ich ihn mutig Nellie anbiete. Nach einem klitzekleinen Probierschluck verzieht sie angewidert ihr Gesicht und fragt mit entsprechender Stimmfarbe, was das denn für ein saures Etwas sei. »Buttermilch mit Erdbeeren«, antworte ich, während ich ihr den angebrochenen Becher aus dem Kühlschrank zur Begutachtung hole. Sie schaut erst mit abschätzendem Blick hinein und dann zu mir herauf: » Mama, *das* soll Milch sein? Ist die Kuh damit etwa nicht fertig geworden?« Grinsend drücke ich ihr einen Kuss auf die Wange und verspreche ihr ein ausführliches Gespräch über Milch(-produkte) für den Nachmittag. Jetzt ruft erst einmal die Schule!

Während sich Nellie hoffentlich den Anforderungen des Unterrichtes stellt, brüte ich über den Vorteilen, die eine vermehrte Eiweißaufnahme mit sich bringen soll. Glaubt man den Protein-Verfechtern, ist die Liste der Vorzüge lang: Eiweiß macht satt, hält schlank, sorgt für mehr Muskeln und Lebensenergie, verbessert die Sauerstoff- und Vitaminaufnahme und fungiert als natürlicher Appetitzügler. Besonders spannend finde ich, dass mir eine bestimmte Aminosäure (Eiweißart) durchaus dabei helfen könnte, schneller über den Koffeinentzug hinwegzukommen: Phenylalanin. Dieses wandelt der Körper nämlich in Nonadrenalin um – bekannt auch als das positive Stresshormon, welches für einen guten inneren Antrieb sorgt und mir hilft, die vielen Dinge, die auf meiner täglichen To-Do-Liste stehen, abzuarbeiten. Also genau dafür, weswegen ich bisher Koffein zu mir genommen habe. Und weshalb viele Leute rauchen. Oder andere Drogen zu sich nehmen: für eine bessere Konzentration, um bessere Ideen zu entwickeln, und um sich zu entspannen, ohne der sich immer wieder anschleichenden Müdigkeit Raum zu geben.

Gut zu wissen: TIERISCHES ODER PFLANZLICHES EIWEISS?

Eiweiße werden nach ihrer Verwertbarkeit für den menschlichen Körper bemessen und bewertet: Je mehr Gramm körpereigenes Eiweiß der Stoffwechsel aus 100 Gramm Nahrungseiweiß bilden kann, umso höher ist die sogenannte biologische Wertigkeit.

Dem *Hühnereiweiß* wird z.B. eine Wertigkeit von »100« nachgesagt; die Kartoffel soll es immerhin auf »98« bringen. Die als pflanzliche Eiweißquellen beliebten Hülsenfrüchte schaffen es hingegen nur auf einen Maximalwert von »45«.

Tierisches Eiweiß hat eine höhere biologische Wertigkeit, weil dessen Aminosäurestruktur der menschlichen ähnlicher ist als das pflanzliche Pendant. Trotzdem wird immer noch von einem Zuviel an tierischem Protein abgeraten, um sich kein Cholesterinproblem anzufuttern. Neuerdings mehren sich jedoch Stimmen, die besagen, dass sich das ungünstige LDL-Cholesterin eher durch eine hohe Zufuhr von Kohlenhydraten und nicht durch Eier, Fleisch, Fisch und Co. vermehrt in den Arterien anreichert.

Außerdem wurde herausgefunden, dass der menschliche Körper nicht nur ein gewisses Maß an Cholesterin für das Gehirn, den Zellaufbau etc. benötigt, sondern er auch durchaus in der Lage ist, den Cholesterinspiegel selbst zu regulieren: Nimmt man es z.B. über Eier, Käse oder Wurst zu sich, bremst der Organismus seine eigene Cholesterinsynthese aus und baut überschüssiges Cholesterin ab. Man schätzt, dass dieser Mechanismus bei rund 80% aller Menschen problemlos funktioniert. Tierische Eiweißquellen weisen durch die Bank niedrige Kohlenhydratanteile auf.

Pflanzliche Aminosäuren finden sich vor allem in Getreide(-produkten), Gemüse, Kartoffeln, Hülsenfrüchten und

Nüssen. Die meisten pflanzlichen Eiweiße können vom Körper nicht so gut verwertet werden und verfügen außerdem oft über hohe Kohlenhydratanteile (insbesondere Kartoffeln, Mais, Reis, Weizen), die den Stoffwechsel belasten.

Und was ist nun ideal?
Die meisten Ernährungsexperten empfehlen noch immer, beide Eiweißarten zu sich zu nehmen, um die Mahlzeit eiweißmäßig aufzuwerten – z.B. Pellkartoffeln mit Quark. Ob dies auch künftig als Weisheit letzter Schluss gelten wird, dürfte angesichts des Kohlenhydratmastproblems angezweifelt werden. Einen großen Vorteil hat der Mix jedoch: Der tierische Eiweißanteil sorgt dafür, dass die Kohlenhydrate langsamer ins Blut gehen. So werden Blutzuckerspitzen minimiert. Und je höher der Anteil an tierischem Protein, umso später meldet sich der Hunger zurück. Wenn das kein Vorteil ist!

Mag sein, dass die Nonadrenalinproduktion tatsächlich funktioniert – im Moment geht es mir jedoch trotz relativ hoher Eiweißdosis bescheiden. Ob das nun am Koffeinmangel und/oder am Kohlenhydrate-Entzug liegt, ist schwer festzustellen. Und eigentlich auch egal. Ich hoffe einfach, dass das Was-auch-Immer schnell wieder vorübergeht. Bis dahin trinke ich Unmengen grünen Tee und Wasser. Zur Ablenkung beschäftige ich mich weiter intensiv mit der Welt der Eiweiße.

Mittags löffle ich einen Becher Naturjoghurt und recherchiere weiter. Natürlich weiß ich, dass ein menschlicher Körper normalerweise rund 12kg Eiweiß, 10kg Fett und nur 500g Kohlenhydrate enthält. Und da wir zum größten Teil aus Eiweiß bestehen, benötigen wir ständig proteinreichen

Nachschub, um reibungslos funktionieren können, keine Frage. Glaubt man den No-Carb-Experten, ist ein hoher Eiweißspiegel *die* Basis für ein schlankes Dasein. Aber auch wenn man dem Eiweiß nicht diese Wichtigkeit gibt – die Empfehlung renommierter Ernährungsgesellschaften und anderer Experten, dass 60% unserer Nahrung aus Kohlenhydraten und nur zu 10–15% aus Eiweiß bestehen sollte, ist definitiv veraltet. Diese Erkenntnis ärgert mich und trägt auch nicht zur Besserung meiner Laune bei. Ich merke, ich bin heute sehr sensibel. Hoffentlich geht die Ketose bald los, das ist ja nicht auszuhalten!

Abends werden die Ketostreifen geliefert, und ich bin zusätzlich zur schlechten Laune auch noch enttäuscht, obwohl ich es schon ahne: Das erste Testergebnis ist eindeutig: negativ. Keine Ketonkörper in Sicht. Frustriert begebe ich mich ins Bett und hoffe beim Einschlafen auf bessere Zeiten.

8. Januar, Freitag: Ausnahme von der Regel

Nach zwei weiteren harten Tagen fühle ich mich heute Morgen endlich besser. Die Kopfschmerzen haben sich verflüchtigt, und ich spüre wieder so etwas wie Energie in Gehirn und Körper. Der Koffeinturkey scheint überstanden zu sein, und wenn ich dem Teststäbchen glauben darf, läuft die Ketose langsam an. Minimale Produktion, aber ich freue mich trotzdem: Endlich geht's los! Und auch die Waage bestätigt, dass sich in Sachen Fettverbrennung etwas tut.

Ich bin endlich mal wieder extrem gut gelaunt, ein Zustand den nicht nur ich länger vermisst habe. Die Laune sinkt allerdings wieder leicht ab, als ich an die besondere Carb-Herausforderung denke, die heute noch auf mich wartet. Mein Sohn hat Geburtstag. Das ist an sich natürlich eher erfreulich als beunruhigend, aber der Wunsch, den er für den

Abend geäußert hat, macht mir in dieser Phase des No-Carb-Experiments ein wenig Angst: Ein Essen bei unserem Lieblingsitaliener! Unter normalen Umständen wäre ich begeistert, aber die Sachlage ist alle andere als normal. Ich entkräfte meine Ängste, indem ich mir die kleine, aber feine Speisekarte schon vormittags im Netz ansehe. In der Hoffnung, eine kohlenhydratarme Vorauswahl treffen zu können. Die Pizza- und Pastavariationen klingen äußerst verführerisch und erinnern mich an früher, kommen aber natürlich nicht infrage. Anders sieht es bei den Fleisch- und Fischgerichten aus – da gibt es durchaus das eine oder andere, das mich anspricht und erlaubt wäre. Vegetarisch *und* wenigstens Low Carb? Kaum bis nicht existent. Gut, ich könnte einen mittelgroßen gemischten Salat wählen, aber das scheint mir zur Feier des Tages nicht angemessen. Ich beschließe, abends die Seezunge zu bestellen und bis dahin einfach konsequent No Carb zu essen. Eigentlich ist es zu früh für eine solche Ausnahme, denn die Ketose ist noch nicht in vollem Gange, aber deswegen eine Geburtstagsfeier verschieben? Auf keinen Fall! Ernährung muss zum Leben passen, und auch ein No-Carb-Experiment hat nur eine Chance, wenn man es irgendwie integrieren kann. Heute ist die erste Abweichung von den strengen Regeln, und die nächste folgt in 16 Tagen – dann steht der 25. Geburtstag meiner mittleren Tochter an.

Das Ausnahmeessen heute Abend motiviert mich nicht nur zu einem morgendlichen Pilz-Omelett und einem mittäglichen Becher Naturjoghurt-ohne-alles, sondern auch zur ersten Sporteinheit seit Beginn meines No-Carb-Daseins. Bisher hatte ich aufgrund der ewigen Kopfschmerzen und der Schlappheit einfach keine Lust auf Bewegung.

Leider habe ich nicht bedacht, dass die 30 Minuten Laufen, die ich mir am Nachmittag gegönnt habe, Hunger verursachen könnten. Ist aber so, und aus diesem Grund muss ich

Gut zu wissen:
KETOSE UND BEWEGUNG.

Eine Binsenweisheit: Wer sich viel bewegt und sportelt, nimmt nicht zu. Zumindest nicht so schnell. Einfach deswegen, weil der Körper die Energie, die bei den meisten Menschen dank Carbmast ständig im Blut kursiert, relativ gut verbrauchen kann.

Schwierig wird es allerdings, wenn das Ausmaß an körperlicher Bewegung so gar nicht mit der Kohlenhydrataufnahme in Einklang steht. Dann folgt die Gewichtszunahme unweigerlich, und die gute Figur verabschiedet sich.

Möchte man (wieder) abnehmen, ist man laut No-Carb-Experten gut beraten, dem Körper nicht nur wieder mehr Bewegung zu gönnen, sondern ihn auch eine gewisse Zeit lang auf eine minimale Kohlenhydratmenge einzuschwören. Das Zudrehen des Carbhahnes bewirkt den Einstieg in die Ketose – kommen kontinuierliche Sporteinheiten dazu, wird Körperfett fast wie Papier verbrannt. Außerdem sollen die Ketonkörper dafür sorgen, dass die vorhandenen Körperzellenkraftwerke (Mitochondrien) besser denn je funktionieren und sich außerdem schneller neue bilden.

Wenn das der Realität entspricht, kann die bahnbrechende Erkenntnis nur lauten: Sport ohne die weit verbreiteten Kohlenhydratzugaben vor und nach der Trainingseinheit ist in vielerlei Hinsicht deutlich effektiver und sinnvoller!

mich noch einer besonderen Situation stellen: Esse ich nach dem Sport – und wenn ja, was?

Eigentlich ist die Frage gar keine – natürlich etwas Eiweißreiches, etwas, das satt macht, aber nicht belastet. Ich entscheide mich für 250 Gramm 20%igen Quark. Ohne Zugaben. Langweilig, aber hilfreich.

Der Quark hilft mir, bis zum Abend durchzuhalten. Das Geburtstagsessen ist kulinarisch und auch carbmäßig ein voller Erfolg. Auch wenn Salat vielleicht die *noch* bessere Wahl gewesen wäre.

Kann sein, dass pflanzliche Rohkost (noch) gesünder ist als meine geliebten Gemüsepfannen. Die letzteren haben für mich jedoch einen unschlagbaren Vorteil: Sie wärmen mich von innen. Und das ist genau das, was ich in der kalten Jahreszeit von meinen Hauptmahlzeiten erwarte. Lieber einen Vitaminverlust einkalkulieren, als im Winter frierend vor einem Salatteller sitzen!

Abends fasse ich gedanklich zusammen: Ein ketosetechnisch sehr gelungener Tag! Trotzdem werde ich mir wohl weiterführende Gedanken machen müssen, wie ich grundsätzlich mit Ausnahmen umgehe: No Carb macht mir jetzt im normalen Alltag kaum Schwierigkeiten, aber oft komme ich, sobald es Abweichungen vom geregelten Tagesablauf gibt, schnell ins Trudeln. Und wenn ich carbmäßig erst mal aus dem Ruder gelaufen bin, ist es immer noch nicht leicht, mich wieder in die Bahn zu bekommen. Aber ich bin optimistisch, dass der Tag heute keine Ausnahme darstellt, sondern ich bald mit allen Besonderheiten dieser Ernährungsform gut umgehen kann.

14. Januar, Donnerstag: Halbwegs positive Halbzeitbilanz

Die Ketonkörperherstellung scheint deutlich angelaufen, ich fühle mich so gut wie schon lange nicht mehr. Die Arbeit geht wieder leichter von der Hand, mich plagt kein Hunger, und seit einigen Tagen habe ich abends sogar noch Energie zum Sporteln. Der erste Teststreifen des Tages bestätigt meine Vermutung: Ich bin in Ketose!

Gut zu wissen: LEBENDIGER CARB-ARM ESSEN?

Obst und Gemüse möglichst frisch, reif und naturbelassen zu verzehren, empfehlen alle Ernährungsexperten. Denn Kochen oder Braten vernichtet nicht nur einen Teil der wichtigen Inhaltsstoffe wie Vitamine und sekundäre Pflanzenstoffe, sondern kann auch giftige chemische Prozesse in Gang bringen (Stichworte: Transfettsäuren, Acrylamid, Nitrosamine).

Einige Obst- und Gemüsesorten kommen den No-Carblern jedoch kaum, weder roh noch gekocht, auf den Teller:

Obst: Alle fruchtzuckerreichen Sorten wie z.B. Bananen, Weintrauben, Datteln, Khaki, Ananas.

Gemüse: Alle Sorten, die unter der Erde wachsen und mehr Stärke anreichern (z.B. Kartoffeln, Süßkartoffeln, Steckrüben, Pastinaken).

Verfechter der Rohkostbewegung essen allerdings auch Fleisch (z.B. Tatar, roher Schinken, Leber) und Fisch (Lachs, Thunfisch, Hering etc.) in Rohform. Ob das immer nötig und/oder sinnvoll ist, wird unter Experten schon lange kontrovers diskutiert. Ob gesund oder nicht – tierische Rohkost ist auch eine Frage des persönlichen Geschmacks. Soll heißen: wer's mag!

Das ist klasse, aber natürlich läuft längst nicht alles perfekt: Die Begrenzung auf drei Mahlzeiten will mir einfach nicht gelingen; meistens werden es doch vier. Oder gar fünf. Da das aber der Ketose keinen Abbruch zu tun scheint, gräme ich mich nur mittelmäßig und denke mir: Solange ich weiterhin auf Carb-Sparflamme köchle und meine Bauchspeicheldrüse ihren regelmäßigen Insulin-Urlaub genießen kann, ist doch alles gut!

Ein heiklerer Punkt sind – immer noch – die meisten Außer-Haus-Mahlzeiten. Heute war ich z. B. mit einer Freundin

Gut zu wissen: DAS GLÜCK DER LUXUS-CARBS.

Hat der Körper erst einmal verlässlich auf Ketose umgestellt, soll es nach ca. vier Wochen kein Problem sein, die Kohlenhydratzufuhr auf ca. 2g pro Kg Körpergewicht zu erhöhen. Dann soll es auch kein Thema sein, jeden (!) Tag im Rahmen einer (!) Mahlzeit kohlenhydratmäßig über die Stränge zu schlagen. Die restlichen Mahlzeiten sollten dann allerdings extrem carb-arm sein. Hilfreicher Gedanke: Kohlenhydrate sind Luxus, etwas Besonderes, das man sich – seiner Gesundheit zuliebe – selten, aber mit Genuss gönnt!

zum Frühstück verabredet – in einem stinknormalen Café mit einem leider stinknormalen Frühstücksangebot: Brötchen, Butter, Marmelade, Käse, Wurst. Etwas Obst, Kaffee oder Tee. Und Eier, gekocht, gerührt oder gespiegelt. Logisch, eigentlich müsste ich eine ordentliche Portion Eier ordern und mir dazu einen Teller Käsevariationen bestellen. Keine Brötchen, keine Marmelade. Dummerweise ist mir schon längst der Appetit auf Eier vergangen, egal, in welcher Garvariante sie serviert werden. Und außerdem sind mir Extrabestellungen (»Bitte nur drei Scheiben Käse, ohne Butter und Brot!«) immer noch irgendwie peinlich. Also bestelle ich das normale Käsefrühstück von der Karte und esse den Käse samt Brötchenunterbau. Da die vier Ketose-Gewöhnungswochen noch lange nicht um sind, dürfte ich mir solche Eskapaden eigentlich nicht erlauben, aber ich beschließe, mich deswegen nicht mental auszupeitschen. Hauptsache, der Rest des Tages läuft auf Carb-Sparflamme!

Tut er aber nicht. Abends habe ich das gleiche Problem, nur in einem anderen Restaurant. Und mit anderer Begleitung. Nach einem arbeitsintensiven Nachmittag treffe ich mich spontan mit einer guten Freundin. Natürlich zum Essen, denn wir haben beide Hunger. Ich fühle mich wie in einem Déjà-vu – nur dass ich eine andere Karte in der Hand halte. Alles fast wie morgens, aber meine Handlung ist eine andere. Diesmal ist es mir nämlich egal, was die Kellnerin von mir hält. Ich bestelle Wokgemüse und bitte darum, den obligatorisch mitservierten Reiskegel wegzulassen. Natürlich könnte ich ihn auch einfach servieren und auf dem Teller zurückgehen lassen, aber dann würde der Reis weggeworfen werden, was schade wäre. Dann lieber mutig im Vorfeld darauf verzichten und den Reiskörnern eine echte Chance auf Verzehr durch andere geben. Irgendjemand, der vielleicht noch nie etwas von No Carb und Ketose gehört hat, wird sich ihrer sicherlich erbarmen.

Unterwegs arbeite ich noch am Optimum, dafür werde ich Zu Hause immer souveräner. Dort klappt es fast ausnahmslos, mit der Minimal-Carbdosis auszukommen. Mein Kontingent an fleischarmen bis fleischfreien No-Carb-Rezepten wächst zusehends, und es fällt mir immer leichter, schmackhafte Eigenkreationen zu entwickeln. Mein wichtigster Helfershelfer: eine ausführliche Carb-Tabelle, die sich schon nach wenigen Tagen einen festen Platz in der Küche erobert hat. Auswahl und Abwechslung – für mich *das* Erfolgs-Durchhalte-Rezept. Zusätzlich habe ich diverse Listen angelegt, die mir über den Tag helfen sollen, wenn es mal schwierig wird. Zum Beispiel meine Snackliste, nach der ich greife, sobald es mir der kleine oder große Hunger unmöglich macht, auf die nächste Hauptmahlzeit zu warten:

Meine persönliche Minimal-Carb-Snack-Favoritenliste

- 1 Kugel Mozzarella und 1 Tomate, wenig Olivenöl, Basilikum.
- 1 Dose Thunfisch im eigenen Saft.

- 2 Rollmöpse.
- 1 Becher körniger Frischkäse.
- 1 Becher Kräuterquark mit Gurken- oder Paprikastreifen.
- 200g Quark (20% oder 40% Fettanteil).
- 1 große Schüssel Salat mit Hähnchenbruststreifen.
- 50g Bergkäse oder Brie aus der Hand.
- 2 Scheiben roher Schinken.
- 1 hart gekochtes Ei.
- Smoothie aus Buttermilch und Blaubeeren, Himbeeren und/oder Erdbeeren (ggf. TK).
- Gurken-Kefir-Shake aus 1/2 Salatgurke, 200g Kefir und wenig Dill.
- 2 Handvoll Mandeln.
- 1 Handvoll Macadamia-, Pekan- oder Paranüsse.

Mandeln und Nüsse trage ich seit Low Carb immer mit mir herum – die perfekten Hungervertreiber für unterwegs. Sie brauchen weder Messer, Gabel oder Mikrowelle, schmecken und machen wunderbar satt.

Als ich gegen 19.30 Uhr nach Hause komme, hält das Wokgemüse immer noch angenehm vor, der Rest der Familie ist jedoch hungrig und möchte verständlicherweise ebenfalls speisen. Also zaubere ich auf die Schnelle eine No-Carb-Kokos-Hühnersuppe*, von der ich mir auch einen Teller gönne. Lecker!

Kurz vor dem Schlafengehen ziehe ich ein Tagesfazit: Fünf Mahlzeiten, davon eine echte Ausnahmespeisung. Insgesamt schätze ich eine etwas erhöhte Carbaufnahme, bin aber im Großen und Ganzen mit diesem Tag zufrieden.

Gut zu wissen: MANDELN.

Mandeln sind streng genommen und botanisch gesehen gar keine Nüsse, sondern Steinkerne einer Steinfrucht. Unabhängig davon gehören sie zu den idealen No-Carb-Lebensmitteln. Nicht nur, weil Mandeln pro 100g nur rund 6g Kohlenhydrate enthalten, sondern auch wegen ihres hohen Eiweiß- (24g) und Fettanteils (53g). Mandeln sorgen aufgrund ihrer Nährstoff-dichte für ein schnelles und lang anhaltendes Sättigungsgefühl – trotzdem waren diese Steinkerne, genau wie Nüsse, lange Zeit wegen ihres hohen Fettanteils als Dickmacher verschrien und sollten nur in geringen Mengen gegessen werden. Heute weiß man, dass der Großteil des Mandelfettes für das menschliche Verdauungssystem gar nicht abrufbar ist – die Wände der Mandelzellen sind so dick, dass unsere Verdauungssäfte sie kaum herauslösen können. Und zwar egal, wie gut die Mandeln vorab gekaut wurden. Experten schätzen, dass nur rund 10% des Fettes tatsächlich verwertet werden. Der große Rest hat satt gemacht, verlässt das Verdauungssystem aber ohne kalorische Auswirkung. Perfekt!

19. Januar, Dienstag: Mischkost-Gedanken und Pfefferminzdragees

Die Ketose-Tage fliegen nur so dahin. Heute ist bereits der 19. Tag meines Experiments, und es geht mir glänzend.

Als ich am Frühstückstisch sitze, um einen leckeren Veggie-Eiweiß-Wrap* zu mir zu nehmen, sinniere ich über die perfekte erste Mahlzeit des Tages. Die Empfehlung der No-Carb-Experten, fett- und/oder eiweißreich zu dinieren, damit man den Stoffwechsel in die Fettverbrennung und nicht in den Kohlenhydratmodus treibt, hat mich überzeugt. Noch nie habe ich meine (wenigen) überflüssigen Pfunde so schnell verloren wie mit No Carb. Offensichtlich ist die Art, wie die meisten Menschen hierzulande frühstücken, also Müsli und Co., Brot, Brötchen, Marmelade und Fruchtsaft, eher stoffwechselabträglich. Und schadet mehr, als sie nützt. Zumindest wenn man abnehmen möchte. Spannend: so weit verbreitet, aber durchaus frag- und diskussionswürdig. Genau wie das typisch englische Breakfast, der Inbegriff eines fetten, eiweißreichen Frühstücks. Hat aber nichts mit dem gemein, was No-Carb-Experten propagieren.

Da die Planung des nächsten Urlaubs ansteht, gehe ich in Gedanken die morgendlichen Buffets der Hotels durch, die wir in der letzten Zeit gebucht hatten. Mir wird schlagartig übel, als ich mich daran erinnere, wie viele Gäste sich Unmengen Eimasse, Würstchen, Speck und Bohnen auf den Teller geschaufelt hatten. Nicht nur unansehnlich, sondern auch deutlich zu viele gesättigte Fette. Da konnte das Hühnereiweiß auch nichts mehr rausreißen. Fitmacher sehen anders aus. Und Menschen, die echte Fitmacher essen, auch.

Also lieber Lachs, Hering oder Garnelen zum Ei – auch fettreich, aber deutlich mehr Omega-3, und damit viel gesünder? Klingt nachvollziehbar, bedeutet aber auch für mich immer noch eine gewisse Überwindung. Nicht nur wegen des Fischgeschmacks am Morgen, sondern auch, weil das ein Rütteln an meinen Grundfesten zum Thema »ausgewogene Mischkost« bedeutet. Wer, wie ich, die meiste Zeit seines Lebens versucht hat, bei möglichst jeder Mahlzeit auf ein halbwegs harmonisches Verhältnis von Kohlenhydraten, Eiweiß und Fett zu achten, muss bei No Carb extrem umdenken. Und die gängigen Empfehlungen der Deutschen Gesellschaft für Ernährung (60% Carbs, 25-30% Fett, 10–15% Eiweiß) gleich mit über Bord werfen. Weg mit den (komplexen) Kohlenhydraten, her mit dem guten Eiweiß. Und Schluss mit dem strikten Fettsparen, das ich einige Jahre meines Lebens so akribisch betrieben habe wie andere Leute das

Stromsparen. Ich bin zwar von No Carb angetan, aber unschlüssig, ob das tatsächlich eine lebenslange Affäre werden könnte. Aber da es für ein Fazit noch zu früh ist, beschäftige ich mich lieber mit Pfefferminzdragees.

Ich weiß nicht, ob es an der Ketose liegt, aber ich kämpfe mit einem Phänomen, über das ich bisher in keiner Publikation zum Thema gelesen habe: Seltsamer Geschmack im Mund. In Kombi mit einer relativ stark belegten Zunge. Ich vermute, dass als Verursacher die Unmengen Milch(-produkte) infrage kommen. Nicht dramatisch und hoffentlich ohne Auswirkungen auf meine Umwelt, aber trotzdem nicht schön. Zähneputzen hilft nur kurz, also versuche ich es mit diesen harmlosen weißen Mini-Pfefferminzdragees, von denen jeder weiß, dass sie pro Stück nur zwei Kalorien haben. Ein Blick auf die in mikroskopisch kleiner Schrift abgebildeten Nährwerte lässt mich allerdings schockiert aufschreien: Was ist das denn? 97,5g Kohlenhydrate auf 100g – unglaublich! Reiner Zucker, der nach frischer Minze schmeckt. Hätte ich mir eigentlich denken können. Lutschen werde ich die jedenfalls nicht mehr. Dann besorge ich mir lieber ein wirksames Mundwasser. Da ist es egal, ob Carbs enthalten sind, weil es mein Verdauungssystem garantiert nicht erreichen wird.

24. Januar, Sonntag: Kuchen und Kaffee

Ich lebe nun schon rund drei Wochen das Leben einer Ketorianerin. Und fühle mich hellwach; jede Zelle meines Körpers scheint vor Energie zu bersten. Die letzten Tage liefen so gut, dass ich mich vor der Geburtstagskuchen-Buffetschlacht, die heute auf mich zukommen wird, in keinster Weise fürchte.

Ich freue mich, dass ich den Gedanken, dass Kohlenhydrate Luxus sind, die man sich durchaus regelmäßig maßvoll

Gut zu wissen: KOFFEIN – GAR NICHT SO HARMLOS?

Kaffeegetränke erfreuen sich nicht nur größter Beliebtheit, sondern gelten als gesund: Kaffee soll u. a. Herzerkrankungen vorbeugen und vor Diabetes schützen, das Koffein u. a. die Konzentration und sportliche Ausdauer verbessern.

Fakt ist, dass Koffein wach hält, auch wenn Körper und Gehirn längst erschöpft sind. Einerseits weil der Wirkstoff den Botenstoff Adenosin blockiert – der fungiert bei Müdigkeit im Gehirn eigentlich als eine Art Bremse und macht schläfrig. Andererseits sorgt Koffein für eine bessere Durchblutung des gesamten Körpers, indem es die Gefäße verengt. In der Folge ergibt sich eine höhere Atem- und Herzschlagfrequenz, weil das Herz das Blut mit mehr Druck pumpen muss.

Es gibt Menschen, die sensibel auf Koffein reagieren. Deren Blutdruck übermäßig steigt oder die schon auf kleine Mengen mit Schlaflosigkeit, Zittern und/oder innerer Unruhe reagieren.

Interessanterweise hält sich kaum jemand für koffeinsüchtig, obwohl sich unglaublich viele Menschen mit regelmäßigen Koffeingaben aufputschen. Und sich, sobald die Wirkung nachlässt, mit Müdigkeit, Konzentrationsschwierigkeiten und/oder Abgeschlagenheit herumplagen. Dagegen wird der nächste Kaffee (oder die Cola) getrunken. Was häufig folgt, ist ein ewiges Auf und Ab, ähnlich den Fahrten auf der Blutzuckerachterbahn. Oder einer Drogensucht.

gönnen kann, schon so gut und ohne schlechtes Gewissen verinnerlicht habe. Als wir nachmittags das Geburtstagskind beglückwünscht haben und der Tee trinkfertig ist, gönne ich mir ganz bewusst das erste von drei geplanten Kuchenstücken. Nach dem ersten Bissen bin ich erstaunt – der Kuchen schmeckt unangenehm süß, gar nicht so lecker, wie ich ihn mir vorgestellt habe. Ich stelle den Teller beiseite und freue mich insgeheim darüber, dass meine Geschmacksknospen wieder in der Lage sind, mich vor überzuckerten Lebensmitteln zu warnen. Allein dafür hat sich das Experiment gelohnt!

Nur der Kaffeeduft, der unablässig durch den Raum schwebt, macht mir zu schaffen. Ich spüre, dass ich rückfallgefährdet bin – die Unmengen Kuchen reizen mich nicht, aber was würde ich darum geben, jetzt einen Milchkaffee zu genießen. Was ist nur mit mir los?

Ich bin mir sicher, dass ich regelrecht koffeinabhängig war. Und dass ich den Kick, den mir Kaffee und Kuchen – Koffein und Zucker – fast jeden Nachmittag verschafft haben, brauchte, um den Nachmittag und Abend durchzustehen. Um mir ein Energiedepot anzulegen, anstatt mich einfach mal hinzulegen. Seit meinem Entzug bin ich deutlich umsichtiger mit mir, achte mehr auf Energiedefizite. Zum Glück erlebe ich deutlich weniger Einbrüche, als ich anfangs erwartet hatte, denn die minimalen Kohlenhydrate können keine Blutzuckerhochs mehr herauskitzeln. Und dementsprechend keine Abstürze mehr folgen lassen. Mich würde schon interessieren, wie sich Koffein in einem Körper, der an Ketose gewöhnt ist, verhält, aber ich möchte vorerst nichts riskieren. Also lasse ich den Kaffee links liegen und erfreue mich den Rest des Nachmittags an einigen Tassen weißen Tees.

30. Januar, Samstag: Familienbilanz und Leberweisheiten

Das Experiment neigt sich dem Ende zu, und das ist auch gut so. Nicht unbedingt meinetwegen, aber das Familienleben leidet unter meinen No-Carb-Extravaganzen. Auf Dauer ist es dem Zusammenhalt nicht zuträglich, wenn zwei von drei Familienmitgliedern andere Lebensmittelverzehrbe-

Gut zu wissen: LEBERPROBLEME DURCH KOHLENHYDRATE?

Immer mehr Erwachsene leiden unter einer vergrößerten Leber, auch ohne Alkoholiker zu sein. Diese weit verbreitete Veränderung hat in den seltensten Fällen mit fettem Essen, sondern vielmehr mit einer stark kohlenhydratlastigen Ernährung zu tun. Große Mengen Brot, Nudeln, Kartoffeln, Süßigkeiten und Co. sorgen für eine regelrechte Lebermast und Verfettung dieses wichtigen Organs.

Häufig wird eine verfettete Leber nur zufällig entdeckt, weil sie in der Regel lange keine Schwierigkeiten macht. Trotzdem kann es eines Tages zu Problemen kommen, denn die Gefahr, dass sich die Fettleber entzündet und eine Hepatitis entsteht, ist relativ groß. Aus der Hepatitis kann sich in der Folge eine Leberzirrhose ausbilden, die nicht nur vernarbtes und damit inaktives Gewebe hinterlässt, sondern auch die Krebsgefahr erhöht.

Außerdem fördert eine Fettleber oft eine Diabeteserkrankung. Und die wiederum kann die Leberdisposition weiter verschlimmern. Wer diesen möglichen Verlauf nicht riskieren möchte, sollte seine Ernährung zumindest auf Low Carb umstellen und viel Bewegung in sein Leben bringen.

dürfnisse haben als die Köchin. Mann und Kind wünschen sich endlich mal wieder Kartoffeln, Nudeln, Reis. Ich verspreche meinen Lieben hoch und heilig, dass ich ihre Wünsche sehr bald erfüllen werde. Aber vor den Nudeln muss Bilanz gezogen werden. Viel können die beiden nicht beitragen; nicht mal auf die Liste, um die ich Alex Anfang Januar gebeten hatte, kann ich zurückgreifen. Denn er hat sie nicht geführt, wie er mir gesteht. Ich beschließe, das Thema ruhen zu lassen, schließlich stehen bald die nächsten Experimente an. Vielleicht gefällt es ihm besser, vegetarisch oder gar vegan zu essen? Zweifel sind erlaubt, aber ich gehe wie immer optimistisch an die Angelegenheit heran.

Viel mehr als die Liste würde mich allerdings der Zustand seiner Leber interessieren – nicht, weil ich denke, dass er zu viel oder gar heimlich trinkt, sondern weil kohlenhydratreiches Schlemmen und Snacken sein größtes Entgiftungsorgan geschädigt haben könnte.

Alex beschließt, demnächst einen Termin für die ohnehin längst anstehende Durchsicht beim Internisten zu machen, und verspricht, das Augenmerk des Arztes auf die Leber zu richten. Eine gute Idee, der ich mich anschließen werde. Nellie ist für solche Untersuchungen natürlich noch zu jung – aber ich habe mir vorgenommen, auch künftig einen Blick auf ihren Kohlenhydratkonsum zu haben und sie sanft zu sensibilisieren, damit aus ihr kein Carbjunkie wird.

Was es mir gebracht hat

Positiv

- No Carb hat mich ziemlich überrascht – kein anderer Trend hatte so einschneidende und deutliche Folgen für mein Leben.
- Der Stoffwechsel wurde heftig angekurbelt; außerdem hat No Carb nicht nur meinem Körper, sondern auch meinem Geist einige neue Anreize geboten: deutlich wacher und klarer im Denken.
- Vier Kilo Gewichtsverlust in vier Wochen zeugen davon, dass diese Methode zum Abnehmen funktioniert. Und das ohne Hunger!
- Ich habe mal wieder viel über gängige Ernährungsempfehlungen nachgedacht und einige als überholt verworfen.
- Finanziell gesehen unterscheidet sich No Carb nicht von Paleo oder Low Carb.

Negativ

- No Carb in das eigene Leben zu integrieren, ist relativ aufwändig, weil in der Regel viele Veränderungen nötig sind – aber quasi unmöglich erscheint es, wenn man eine Familie zu ernähren hat.
- Meine Bedenken, dass eine erhöhte Eiweißzufuhr eventuelle Spätfolgen nach sich ziehen könnte, konnten nicht vollends beseitigt werden.

Mein Fazit

No Carb überzeugt mich zwar mehr als Low Carb, weil die Veränderungen extremer und die Ergebnisse eindeutiger sind. Dennoch bleibt ein Rest Misstrauen. So viel mehr Fett und so viel mehr Eiweiß – wer weiß, ob man sich durch diese Mengen nicht für andere Krankheiten prädestiniert? Für mich gilt weiterhin: Wissenschaft ist immer nur der aktuelle Stand der Kenntnis. Also minimiere ich das Risiko, indem ich Extremes grundsätzlich vermeide. Hinzu kommt die Familienuntauglichkeit; wäre ich Single, würde ich das Experiment sicher verlängern. Aber so ist mir No Carb zu einsam.

Trotz aller Bedenken werde ich einige Aspekte weiterhin berücksichtigen (grundsätzliche Carbmengen, mehr Nüsse). Außerdem nehme ich mir vor, mich künftig mindestens einmal pro Jahr für vier Wochen – am besten im Januar – mit einem No-Carb-Monat in die Ketose zu bringen. Diese Zeit kann meine Familie aushalten, und für mich ist es ein perfekter Start ins neue Jahr. Und wer weiß, vielleicht ist mein Mann nächstes Jahr sogar ernsthaft dabei ☺.

Mein Vegetarischer Einkaufszettel

Viel Obst (alle Sorten)
Noch mehr Gemüse (alle Sorten)
(Süß-)Kartoffeln
Vollkornbrot
Dinkelpasta
Vollreis
Haferflocken
Eier
Milch, Quark, Joghurt, Käse
(Räucher-)Tofu
Couscous, Bulgur, Quinoa

FEBRUAR/MÄRZ 2016:

Okay, jetzt mal (wieder) vegetarisch

So funktioniert Vegetarismus

Vegetarier ernähren sich grundsätzlich nur von Lebensmitteln pflanzlichen Ursprungs. Lebensmittel, für die ein Tier sein Leben lassen musste, kommen ihnen nicht auf den Teller. Es gibt viele bunte Ausformungen des Vegetarismus, von denen die folgenden in den westlichen Ländern recht weit verbreitet sind:

- Ovo-Lacto-Vegetarier beziehen zusätzlich Eier und Milchprodukte in ihre Ernährung ein.
- Lacto-Vegetarier verzehren zusätzlich nur Milchprodukte.
- Ovo-Vegetarier ergänzen ihren Speiseplan ausschließlich um Eier.
- Strengvegetarier meiden alle Lebensmittel tierischen Ursprungs, diese werden auch Veganer genannt (hierzu mehr im nächsten Kapitel).

Seltener zu finden:

- Frutarier. Für sie dürfen weder Tiere noch Pflanzen sterben. Sie ernähren sich ausschließlich von den Pflanzenteilen, die gepflückt werden können und deren »Verlust« der Pflanze nicht schadet. Wurzelteile (wie z. B. Kartoffeln, Möhren oder Kohl) sind tabu, weil die Ernte den Tod der Pflanze bedeuten würde.
- Pescetarier essen kein zwar Fleisch, jedoch Fische und andere Meerestiere. Da bei dieser Variante Lebewesen getötet werden, sind die meisten Vegetarierverbände der Auffas-

sung, dass es sich hierbei nicht um eine Form des Vegetarismus handelt.

Sich vegetarisch zu ernähren ist trendy, aber nicht wirklich neu. Schon in der Antike gab es Menschen, die – meist aus religiösen Gründen – auf Fleisch verzichtet haben. Auch die meisten Buddhisten und Hinduisten lehnen seit Jahrtausenden traditionell den Konsum von Fleisch ab. Noch heute leben z. B. rund 40% der Inder vegetarisch/vegan.

Seit ca. 300 Jahren erfreut sich der Vegetarismus in der westlichen Hemisphäre wachsender Beliebtheit, in Deutschland keimte diese Ernährungsform vor ca. 150 Jahren auf und fand mehr und mehr Anhänger. Allerdings galten Vegetarier in unseren Breiten bis vor wenigen Jahrzehnten mit ihrer eigenen Form der Weltanschauung und alternativen Lebensweise eher als exotisch. »Körnerfresser« war nur eine von vielen respektlosen Bezeichnungen. Seit einigen Jahren lässt sich indes beobachten, dass auch mehr »Normalbürger« das vegetarische Ernährungskonzept aus ethischen und/oder gesundheitlichen Gründen adaptieren: Sie reduzieren ihren Fleischkonsum und essen an mehreren Tagen pro Woche fleischfrei, ohne ihre Weltanschauung oder Lebensform extrem zu verändern. Diese Form des Teilzeit-Vegetarismus nennt sich »Flexitarismus«. Andere Bezeichnungen/Varianten sind z. B. »Wochentagsvegetarier« (Menschen, die nicht auf den Samstags- und/oder Sonntagsbraten verzichten möchten) oder »Tageslichtvegetarier« (diese essen nach Sonnenuntergang Fleisch, Fisch etc.).

Erlaubte Hauptlebensmittel

Gemüse, Obst, Pilze, Nüsse, Getreide und Getreideprodukte (möglichst Vollkorn). Je nach Variante zusätzlich Milchprodukte und/oder Eier. (Besonderheiten bei Pescetariern und Frutariern: siehe oben).

Tabu

Fleisch- und Fleischprodukte wie Wurst, Gelatine, Schmalz etc. Fisch und Fischprodukte, weitere Meerestiere wie Muscheln, Austern etc. Stark verarbeitete Lebensmittel (z.B. Fertigprodukte, Fertigbackwaren etc., die künstliche Zusatzstoffe wie Aromen, Farbstoffe, Konservierungsmittel enthalten), alle Industrie-Zuckerarten.

Kritisch bis tabu

Hilfsstoffe tierischen Ursprungs, die von der Lebensmittelindustrie eingesetzt werden, z.B. Kälberlab bei der Herstellung von Käse, Karmin (Farbstoff, der von Schildläusen gewonnen wird), Insekten.

Vor meinem Selbstversuch

Gewicht: 59,8kg, Fitness: sehr gut, Gesundheitszustand: gut.

Ernährung: Nach dem No-Carb-Experiment weiterhin recht kohlenhydratarm. Hoher Gemüseverzehr, relativ viel Fleisch, Fisch, Eier und Milchprodukte. Zwei bis drei Obstportionen pro Tag. Am Wochenende (wenig) selbst gebackener Kuchen.

Mein Plan

Kompletter Verzicht auf Fleisch und Fisch inklusive aller Produkte daraus. Eier und Milch(-produkte) sind weiterhin erlaubt. Außerdem achte ich verstärkt auf tierische Hilfsstoffe in Lebensmitteln. Kohlenhydrate möglichst nur in komplexer Form. Zusätzlich beobachte ich, wie sich der Carbanteil in meiner/unserer Ernährung verschiebt und wie sich dieser ggf. auf Leistungsfähigkeit und Gesundheit auswirkt. Hierfür unterteile ich den Gesamtzeitraum in drei Abschnitte:

Phase I: 17.2. bis 1.3.-> No-Carb-Ovo-Lacto-Vegetarismus

Phase II: 2.3. bis 14.3.-> Low-Carb-Ovo-Lacto-Vegetarismus

Phase III: 15.3. bis 27.3.-> »Normaler« Ovo-Lacto-Vegetarismus

In **Phase I** nehme ich max. 60g Kohlenhydrate zu mir, in **Phase II** max. 100g täglich. In **Phase III** gibt es keine Beschränkung.

Da ich bereits mehrere »vegetarische Phasen« in meinem Leben hatte, die mir leicht gefallen und gut bekommen sind, plane ich für einen sanften (Wieder-)Einstieg nur zwei Beobachtungstage ein.

17. Februar, Mittwoch, 1. Beobachtungstag

Das Ende des No-Carb-Experiments ist fast drei Wochen her, aber die Ketosegeschichte und ihre positiven Auswirkungen beschäftigen mich mental und körperlich noch immer. Viele Aspekte und Richtlinien habe ich für mich persönlich weiterhin beachtet und einigermaßen gut gelebt. Jedoch leider in absteigender Tendenz, weil ich keinen Weg gefunden habe, daraus eine alltags- und vor allem familienfreundliche Ernährungsform zu machen. In der Konsequenz ist es leider so gekommen, wie es immer kommt: Nach und nach schleichen sich erste alteingesessene Verhaltensweisen wieder ein.

No Carb hat in meiner Familie keine Überlebenschance, das muss ich hinnehmen. Vegetarisch dagegen passt und wird relativ gut akzeptiert, wie ich in der Vergangenheit schon öfter getestet habe. Trotzdem bin ich noch nicht bereit, No Carb ganz herzugeben. Deshalb beschließe ich, das vegetarische Experiment in verschiedene Versuchsreihen einzuteilen. In der ersten werde ich versuchen, Vegetarisch und No Carb zu kombinieren. Optimistisch macht mich das Bindeglied »Ovo-Lacto«, denn Eier und Milchprodukte sind nicht nur in beiden Ernährungsweisen, sondern auch bei allen Familienmitgliedern willkommen. Quasi der kleinste gemeinsame Nenner.

Ich selber habe kein Problem damit, von jetzt auf gleich auf Fleisch und Fisch zu verzichten – bei meinem Mann sieht das allerdings anders aus. Als erfahrene teilzeitvegetarische Köchin setze ich ihm regelmäßig fleischlose Abendessen vor, die er eigentlich immer gleich kommentiert: »Mmh, ganz lecker! Aber irgendwie fehlt das Fleisch …!«

Zum Glück ist Nellie in der Hinsicht deutlich unkomplizierter, denn Fleisch mag sie nur selten und Fisch quasi gar nicht. Dafür liebt sie Nudeln, Kartoffeln und Obst – auch schwierig, wenn No-Carb-Vegetarismus angesagt ist. Mir schwant, dass sich ihre Lebensmittelauswahl wohl erst in Phase III des vegetarischen Experiments deutlich verbessern wird. Also werde ich sie erneut – aber diesmal nur vorläufig – außen vor lassen. Die einzige Veränderung, die sich für sie ergeben wird, ist, dass die Abendessen jetzt No Carb *und* vegetarisch sein werden. Vorausgesetzt, ich finde ansprechende Rezepte.

Natürlich lasse ich mich von all dem nicht abschrecken, denn Probleme sind bekanntlich nichts anderes als hoch gesteckte Herausforderungen! In diesem Sinne schnappe ich mir nachmittags eine vegetarische Kochzeitschrift, die ich mir im letzten Herbst gegönnt hatte, und durchforste sie nach kohlenhydratarmen Kochanleitungen. Nach dem ersten Durchblättern bin ich mehr als ernüchtert: von 48 Rezepten haben nur sechs (!) maximal 20g Carbs pro Portion! Schließen sich No Carb und Vegetarisch etwa aus? Das kann und will ich nicht glauben, also suche ich weiter. In meiner No-Carb-Rezeptesammlung, in allen Kochbüchern, die in meiner Küche herumstehen, und auch im Internet. Stunden später kann ich ein kleines, aber feines Repertoire vorweisen – die Abendmahlzeiten der nächsten zwei Wochen sind halbwegs gesichert.

Apropos Abendmahlzeit. Unglaublich, wie schnell die Zeit vergeht. Mann und Kind stehen mit knurrenden Mägen vor mir und wollen versorgt werden. Ich überlege kurz, ob ich schon heute ein Rezept aus meiner brandneuen Liste auswählen soll, entscheide mich dann aber dagegen und koche Spaghetti Bolognese – aus echten Hartweizennudeln, versteht sich. Henkersmahlzeiten haben in unserem Hause ja schon eine gewisse Tradition.

18. Februar, Donnerstag: 2. Beobachtungstag

Nach einem Standard-Eiweißfrühstück (Quark mit Früchten) für mich und Toast für Nellie mache ich mich an die Arbeit und arbeite Gemeinsamkeiten und Unterschiede zwischen den beiden Ernährungsformen heraus. Ich kenne meinen Mann gut genug, um zu wissen, dass ich sehr stichhaltige Argumente benötige, um ihn positiv einzustimmen. Kurz denke ich an Sex, verwerfe die Idee aber aus Nachhaltigkeitsgründen gleich wieder: Vorher verspricht er alles, hinterher kann er sich an nichts erinnern. Bringt also nichts. Und da jede Ernährungsumstellung im Kopf und nicht im Unterleib anfängt, suche ich weiter nach klugen Gedanken, die ihn überzeugen könnten:

NO CARB	VEGETARISCH
Fleisch und Fisch ausdrücklich erlaubt.	Fleisch und Fisch ausdrücklich verboten.
Minimale Kohlenhydratmengen zulässig.	Keine Kohlenhydratbeschränkung.
Deutlich mehr Eiweiß und (gute) Fette, als von der DGE empfohlen.	Eher fettsparend, angelehnt an Richtlinien der DGE, allerdings ohne tierische Produkte.

Möglichst nur drei Mahlzeiten pro Tag.	Keine Mahlzeitenbeschränkung.
Bewegung elementarer Bestandteil (Kohlenhydrate- und Fettverbrennung).	Keine ausdrückliche Empfehlung.

Die Liste ist zwar spannend für mich, mit ihr kann ich aber sicher nicht die fleischbelastete Gedankenwelt meines Mannes durcheinanderbringen. Ich recherchiere: Welche Gründe führen denn die schätzungsweise 10 Millionen deutschen Vegetarier an? Humanitäre, tierethische und/oder ökologische. Klar, dazu gehören auch meine ganz persönlichen Gründe – ich war bisher gern und mit Überzeugung teilzeitvegetarisch, weil mich vor allem die gesundheitlichen Aspekte überzeugt haben. Wobei die Tatsache, dass Fleisch und Fisch nicht zu meinen Lieblingslebensmitteln gehören, mir den Verzicht immens erleichtert. Natürlich möchte ich außerdem auch nicht unbedingt, dass meinetwegen Tiere sterben müssen.

Ich erzähle ihm von den aktuellen Lebens- und Sterbensumständen des deutschen Mastviehs. Er ist relativ schockiert und erzählt, dass er als 18-jähriger live erlebt hat, wie ein Schwein um sein Leben heulte und quiekte, als es geschlachtet werden sollte. Und dann auch wurde.

Die Schlachterfahrung hat ihm wohl seinerzeit tatsächlich für einige Monate das Fleischessen verübelt, aber irgendwann waren die Bilder aus dem Kopf und das Schnitzel wieder regelmäßig auf dem Teller. Sein aktuelles Dasein als Teilzeitvegetarier findet er prima – so kann er hin und wieder Fleischiges genießen, und seinetwegen müssen nicht ganz so viele Tiere sterben. Ich nicke verständnisvoll und überlege, ob es Sinn macht, in den nächsten Wochen noch etwas an seiner Einstellungsschraube zu drehen. Worte werden nicht

Gut zu wissen: LEID, DAS VEGETARIER TIEREN ERSPAREN.

Schweine sind intelligente und hochsensible Wesen, die extrem unter der Massentierhaltung leiden. Eingepfercht in engen Ställen liegen die an sich sehr reinlichen Tiere in ihren eigenen Exkrementen und können ihren großen Bewegungsdrang und das für sie wichtige Herdensozialleben in keinster Weise ausleben. Sie werden außerdem nicht artgerecht gefüttert, sondern mit Soja und Co. gemästet, damit sie sich innerhalb weniger Monate sicher ihr Schlachtgewicht anfressen. Werfen die (künstlich besamten) Sauen, werden ihnen die Ferkel schon nach wenigen Wochen weggenommen, und den männlichen unter ihnen droht eine weitere Qual: Alle (!) werden ohne Betäubung kastriert, um die Geschlechtsreife und den damit eventuell einhergehenden strengen Geruch zu verhindern, der auch ins Fleisch übergehen kann. Und das, obwohl nur ca. 10% der jungen Eber diesen Geruch überhaupt ausbilden!

Viele Mastschweine scheinen ob der Bedingungen regelrecht verrückt zu werden – und wenn sie es bis zur Schlachtung nicht geworden sind, gibt ihnen die Todesangst, die sie vor der Schlachtung spüren, den Rest. Schweine könnten übrigens ein stattliches Alter erreichen, wenn man sie denn leben ließe: Aber statt der von der Natur vorgesehenen 15 Jahre werden sie nach nur ca. sechs Monaten getötet. Was man unter diesen Lebens- und Leidensbedingungen fast als Glück bezeichnen kann.

Den *Rindern* ergeht es nicht besser. Die meisten sehen nur sehr selten bis nie Weideflächen. Stattdessen verbringen sie ihr kurzes Leben ebenfalls in nicht artgerechten Ställen. Und werden dort mit Soja, Mais und Weizen in möglichst kurzer Zeit fett und schlachtreif gefüttert.

Die meisten *Kälber* werden grausamerweise schon nach wenigen Stunden von ihren Müttern getrennt. Statt die Nähe ihrer Mutter zu genießen, werden sie in spezielle Mastbetriebe verfrachtet, um dort in enge Boxen gestellt und mit eisenfreiem Futter gemästet zu werden. Dieses Spezialfutter sorgt dafür, dass das Fleisch der Jungtiere schön blass bleibt – so, wie es Kalbfleisch-Liebhaber am liebsten mögen. Und gern dafür bezahlen. Die vermeintliche Hochwertigkeit ist also gar keine, und den höchsten Preis bezahlen mal wieder die Tiere: Der absichtliche Eisenmangel löst eine ausgeprägte Blutarmut aus, die sie dauermüde und kraftlos werden lässt. Trotzdem versuchen sie, den Eisenmangel irgendwie zu beheben – wenn sie sich nur in ihren engen Boxen drehen könnten, würden sie dafür sogar ihren eigenen Urin trinken. Können sie aber nicht. Und ihre menschlichen Aufpasser gönnen ihnen nicht mal, an den Eisenstangen ihres Knastes zu lecken, um dem Mangel beizukommen, denn die werden fein säuberlich mit Kunststoff ummantelt ... grausamer geht es kaum.

Wie *Hühner* und andere Geflügelarten leiden müssen, ist leider hinlänglich bekannt: Auch wenn es offiziell keine Legebatterien mehr gibt, führen die Vögel weder in Käfig-, Boden- oder Freilandhaltung alles andere als ein stressfreies Leben.

Besonders schwer haben es die sogenannten Elterntiere, die nicht bereits nach kurzer Intensivmast auf dem Teller des Verbrauchers landen sollen, sondern ihr Dasein als sogenannte Hochleistungshühner in speziellen Betrieben fristen. Ihre einzige Aufgabe ist es, die Legebetriebe mit neuen Legehennen zu versorgen. Dafür legen sie Eier im Akkord – und dürfen keines selbst ausbrüten. Die befruchteten Eier werden natürlich künstlich ausgebrütet, und die Küken müssen ohne die

Fürsorge ihrer Mutter auskommen. Statt Mutterliebe erhalten sie kurz nach dem Schlüpfen eine obligatorische Sonderbehandlung: Ihnen wird ihr wichtigstes Tastorgan – der Schnabel – gekürzt, damit sie sich in der Enge, die auf sie wartet, nicht gegenseitig verletzen. Viele schaffen es jedoch gar nicht bis zu dieser grausamen Behandlung – sie werden gleich nach dem Schlüpfen zu Tausenden geschreddert oder vergast, nur weil sie das falsche Geschlecht haben: Männliche Legehuhnküken sind unprofitabel, weil sie keine Eier legen und nicht schnell genug Fleisch ansetzen. Profit hebelt Mitgefühl und Tierliebe offenbar aus.

Und die Tiere aus *Bio-Haltung*? Haben es stellenweise in der Aufzucht besser, aber auch sie werden aufgrund der stetig steigenden Nachfrage immer öfter wie am Fließband produziert. Egal, wie heimelig es im Stall zuging – zu Tode werden auch Bio-Tiere nicht gestreichelt, sondern zum Schlachten in die gleichen Betriebe transportiert, in denen auch konventionell gemästete Tiere getötet werden. Ein neues, verstörendes Umfeld für die Bio-Tiere, das sie garantiert stresst und schlimme Todespanik aufkommen lässt.

viel bewirken, dafür kenne ich meinen Mann zu gut. Es müssten schon extreme Erfahrungen sein, die ihm die Lust auf Fleisch (endgültig) vergällen.

Wenn das Zusehen beim Schlachten damals für eine Bewusstseinsveränderung gesorgt hat, wäre das selber Schlachten vielleicht *die* perverse Steigerung, die es bräuchte?

Ich beschließe, Alex lieber kein Hausschlachtungsevent in Eigenregie vorzuschlagen. Schließlich will ich weder den Ehefrieden unnötig gefährden noch für verrückt erklärt werden. Obwohl – ich bin durchaus davon überzeugt, dass noch viel mehr Menschen vegetarisch leben würden, wenn sie selber schlachten müssten. Bei sich zu Hause in der Küche. Oder im Bad. Inklusive Ausweiden, Zerteilen und Reste-Entsorgung. Dazu all das Blut – da blieben garantiert nicht mehr viele Fleisch-Befürworter übrig!

Vielleicht sollte ich stattdessen lieber Videos über Massentierhaltung und/oder unschöne Schlachtszenen vorspielen? Oder Filme, die die Behauptung untermauern, dass Rinder den Treibhauseffekt verstärken?

Leider steht mein mir angetrauter und schon etwas angegrauter Steakvernichter nicht besonders auf Filme und Argumente, die ein schlechtes Gewissen machen. Und Dogmatismus lehnt er grundsätzlich ab. Ok, dann vielleicht auf die sanfte Tour? Ich könnte Albert Einstein bemühen: »Nichts wird die Chance auf ein Überleben der Erde so steigern wie der Schritt zu einer vegetarischen Ernährung!«? Ist etwas dran, aber doch eine Spur zu plakativ, um meinen Mann nachhaltig zu beeindrucken. Nächste Überlegung: Ich erzähle ihm, dass sich irgendwer die Mühe gemacht hat, auszurechnen, wie vielen Tieren ein Vegetarier im Laufe seines Daseins quasi das Leben rettet (150)? Bringt leider auch nichts, dieser Fakt würde nur seine Diskutierfreude locken und sein mathematisches Verständnis beleidigen.

Ich befürchte, dass ich ihn mit keinem Argument längerfristig ganz von Steak und Schnitzel weglocken kann. Also versuche ich es abends mit einer Bitte, gepaart mit einem Versprechen: »Könntest du aus Liebe zu mir vegetarisch essen? Es dauert auch nur ein paar Wochen. Bitte!« Er ziert sich – wie immer – noch eine kleine Weile und verspricht mir dann, so gut es geht mitzumachen. Was immer das bedeutet. Ich erzähle ihm, dass sich im Verhältnis zu No Carb nicht viel ändert. Außer der Tatsache, dass es nun nur noch vegetarisches kohlenhydratarmes Essen gibt. Er zuckt kurz und sagt

Gut zu wissen: *MENSCHEN-GEMACHTE RINDERFLATULENZEN UND DAS OZONLOCH.*

Geschätzte 18% der Treibhausgase sollen durch die Viehhaltung entstehen – vor allem Rinder produzieren große Mengen Methangas. Nur können die Rinder für dieses zerstörerische Ausmaß kaum etwas: Dürften sie sich naturgemäß auf Weiden frei bewegen und an Gräsern satt fressen, statt tagaus tagein fast unbeweglich in Ställen zu stehen und Getreide zu fressen, müssten sie längst nicht so viel gasen. Außerdem würden ihre Ausscheidungen auf natürlichen Boden treffen und ihn so mit Humus anreichern – dieser gute Boden würde sogar dafür sorgen, dass Treibhausgase gebunden werden. Das rindergemachte Treibhauseffektproblem wäre also keines, wenn die Menschen aufhören würden, Tiere massenhaft in Ställe zu pferchen und sie mit Getreide zu mästen.

dann, dass ich Glück hätte. Mit ihm. Und dass die Grillsaison noch so weit entfernt ist. Sonst müsste er meine Bitte bedauerlicherweise, aber todsicher ablehnen. Ich weiß um diese günstigen Umstände und verschweige ihm lächelnd, dass ich für April das große Vegan-Experiment geplant habe.

Damit er weiß, dass es mir ernst ist, koche ich abends das erste No-Carb-Vegetarische (NCV) Essen: Überbackene Eier im Spinatbett*. Fast ein Klassiker und deshalb eine gute Wahl – alle sind satt und zufrieden. NCV kann losgehen!

19. Februar, Freitag: Packen mer's!

Ich wache gut gelaunt auf und freue mich darüber, dass mir die No-Carb-Regeln gleich wieder vertraut sind. Trotzdem muss ich umdenken, weil viele kohlenhydratarme Frühstücksideen fleisch- oder fischlastig waren. Ich suche nach erlaubten Varianten und ahne, dass NCV deutlich anspruchsvoller als Nur-No-Carb sein wird. Weil Nellie müde und heute leicht schulunwillig ist, mixe ich uns einen schnellen Brombeer-Quark-Mandel-Drink*, den sie genüsslich mit dem Strohhalm schlürft. Dann flott aufs Fahrrad geschwungen und ab zur Schule. Eigentlich habe ich fest damit gerechnet, nach meiner Rückkehr nach einem zweiten Frühstück Ausschau halten zu müssen, aber der Drink hält mich wunderbar bis zur Mittagszeit satt.

Der Hunger klopft pünktlich um 13 Uhr an, aber dummerweise habe ich allergrößten Appetit auf Fisch. Ist natürlich nicht drin, also brauche ich Alternativen. Im Kühlschrank schmort schon seit einiger Zeit eine Packung Räuchertofu; Ergebnis eines übermotivierten Einkaufs im Bio-Supermarkt. Ich weiß gar nicht, warum der damals in meinem Einkaufskorb gelandet ist, denn eigentlich mag ich Tofu nicht besonders. Und der Rest der Familie hasst ihn regelrecht. Deshalb war klar, dass ich ihn entweder irgendwann unauffällig wegwerfen oder nur für mich allein zubereiten würde. Mein Hunger bewahrt den Glücklichen vor dem Mülleimertod – stattdessen schneide ich den Räuchertofu* in Scheiben und bestreiche ihn mit einer würzigen Schalottenmasse. Hurtig in den Ofen geschoben und für 30 Minuten gebacken. Dazu eine schnelle Senf-Orangen-Sauce und fertig ist ein recht leckeres Essen, das vermutlich sogar meinem Mann geschmeckt hätte. Ist aber leider nichts übrig geblieben, sodass ich ihm nachmittags nur von dieser kulinarischen Überraschung vorschwärmen kann. Sein Neid hält sich in Grenzen – Tofu und geschmackvoll passt für ihn nicht zusammen.

Als Nellie vor einiger Zeit das erste Mal bewusst ein Stück Naturtofu gesehen hat, rief sie: »Mama, was ist das denn? Ein

Gut zu wissen: *MYTHEN UND FAKTEN ZUM THEMA SOJA.*

Die meisten Vegetarier glauben, dass Sojaprodukte eine gute Alternative zu Fleisch und Milch(-produkten) darstellen, weil sie verhältnismäßig viele Vitamine, Mineralien und sekundäre Pflanzenstoffe enthalten sollen. Fakt ist, dass Soja viel pflanzliches Protein enthält und damit eine gute Eiweißquelle darstellt. In Sachen Vitamine und Co. allerdings tut es sich jedoch nicht besonders hervor – Produkte aus Vollkorn sind durchaus ebenbürtig.

Auch konnten die Mythen, dass Soja die Gefäße und vor Krebs schützt, Wechseljahrbeschwerden mildert sowie Osteoporose verhindert, nicht wissenschaftlich belegt werden. Andererseits sind auch die neueren, gegenteiligen Enthüllungen eher Behauptungen als nachgewiesene Fakten: Soja soll durch die enthaltenen Isoflavone (hormonähnliche sekundäre Pflanzenstoffe) u. a. die Funktion der Schilddrüse negativ beeinflussen und Brustkrebs fördern.

Unter dem Strich ist die Studienlage alles andere als klar und die Empfehlungen sehr widersprüchlich.

Recht einig sind sich die Experten derzeit nur in einem Aspekt: Kinder sollten wegen der möglichen hormonellen Wirkungen und des hohen Allergiepotenzials nur wenig bis kein Soja (und dessen Produkte) zu sich nehmen.

Fakt ist, dass die Ökobilanz der Sojaproduktion mitnichten besser ist als die der Massentierhaltung. Da Soja so beliebt ist, werden die Bohnen im großen Stil und fast immer in Monokultur angebaut. Die orbitant steigende Nachfrage sorgt dafür, dass immer mehr Grünland mit funktionierenden Ökosystemen zu Ackerboden wird. Der einseitige Anbau laugt jedoch die Böden aus, und die zum Einsatz kommenden Pflanzenschutzmittel vergiften die Tiere und Insekten, die tapfer versuchen, in diesem gestörten System zurechtzukommen. Bei der Ernte sterben Mäuse und andere Tiere, die sich in den Feldern vermeintlich sicher fühlen. Wer also glaubt, durch seine Fleischabstinenz und den Sojakonsum weniger Tierleid zu verursachen, könnte sich irren.

Definitiv: Soja hat immer noch einen recht guten Ruf, ist aber vor allem ein gutes Geschäft für die Lebensmittelindustrie.

riesiger Radiergummi?« Essen wollte sie ihn natürlich nicht. Soll sie wegen der möglichen gesundheitlichen Nachteile auch lieber nicht. Und wir Eltern werden Tofu und Co. aus Sicherheits- und Geschmacksgründen weiterhin eher selten als Tellerbelegungselemente nutzen.

Nachmittags trifft sich die Familie zu Kaffee und Kuchen. Nur ohne Kaffee. Und fast ohne Kuchen. Stattdessen gibt es frisches Obst und Gemüse. Für mich allerdings mehr Gemüse als Obst und gar keinen Kuchen.

Der Kuchenverzicht bereitet mir keinen Kummer, aber der Duft des Kaffees, den Alex sich von unserem Super-Kaffeevollautomaten bereiten ließ, lockt mich mehr, als gut für mich ist. Heute scheint wieder so ein Tag zu sein, an dem ich extrem kaffeerückfallgefährdet bin. Ich bin unruhig und versuche mir mit einem Trick zu behelfen: Ich trinke einen einfachen Espresso – klein, stark, schwarz. Und hoffe, dass mich der bittere Geschmack umhaut und ich mich angewidert abwenden kann. Funktioniert aber leider nicht ganz so. Lecker ist anders, aber ich trinke ihn trotzdem aus. Um mir dann einen Cappuccino zu machen. Der schmeckt natürlich super. Und plopp, schon bin ich wieder »drauf«. Irgendwie ärgerlich. Und auch die Tatsache, dass die Milch meine bisher gute Kohlenhydrat-Tagesbilanz ins Schwanken bringt, gefällt mir nicht wirklich. Aber ich rede mir gut zu und belasse es bei einem Cappuccino. So hält sich der Kummer vorerst in Grenzen.

Abends koche ich nicht, denn heute findet unsere Familiennacht statt. Ein schönes Ritual, das wir seit einigen Monaten pflegen und auf das sich Nellie immer ganz besonders freut: An einem Freitag im Monat starten wir ab ca. 17 Uhr eine Intensiv-Family-Time, indem wir erst exzessiv verschiedene Gesellschaftsspiele spielen und dann gemeinsam einen Kinderfilm schauen. Und dabei ist erlaubt, was bei uns normalerweise streng verboten ist: Es darf vor dem Fernseher geknabbert werden! Natürlich nicht irgendetwas, sondern Gemüsesticks – meistens Möhren, Paprika, Gurke, Radieschen. Dazu bereite ich einen leckeren Tomaten-Joghurt-Schmand-Basilikum-Dip* zu, der glücklicherweise super zu NCV passt. Traditionell gibt es zusätzlich einige Cracker und Ofenchips, die ich aber heute links liegen und damit den anderen über-lasse. Als der Film zu Ende und die Schüsseln leer sind, wird das Bettenlager aufgeschlagen: In einer Familiennacht schlafen alle drei in *einem* Raum, allerdings nicht in einem (!) Bett, denn die Betonung liegt auf *schlafen*. Zur Auswahl stehen: Wohnzimmer, Elternschlafzimmer, Kinderzimmer. Heute schleppen wir die Elternmatratzen in Nellies Zimmer, um uns dort auf dem Fußboden eine Bettstatt herzurichten. Nellie macht es sich derweil in ihrem Himmelbett gemütlich und sucht gewissenhaft ein Buch aus, aus dem vorgelesen wird: Jeder liest eine Seite und gibt die Lektüre dann weiter, bis die Geschichte zu Ende ist. Als wunderbare Einschlafhilfe wird anschließend eine von Nellies Hörspiel-CDs eingelegt – so früh schlafen wir Erwachsenen selten. Allerdings meistens auch selten so schlecht – man ist einfach Bequemeres gewöhnt.

26. Februar, Freitag: Fleisch erhält manchmal die Freundschaft

Die erste Woche NCV ist um, und die Sache läuft recht gut. Zumindest bei mir – Alex scheint sich nicht sehr mit der neuen Art des Essens zu identifizieren. Im Gegenteil, sein dauerhaft leicht gequälter Gesichtsausdruck zeigt recht deutlich, dass er sehr mit den konsequent fleisch- bzw. fischlosen Abendessen hadert. Ich würde mich nicht wundern, wenn er mir demnächst gesteht, dass er in diesen herausfordernden Tagen das eine oder andere Kantinen-Fleischgericht geordert und natürlich auch gegessen hat. Ich beschließe, im Falle eines solchen Geständnisses cool zu bleiben und mich weiterhin auf meine Mahlzeiten zu konzentrieren. Einen kleinen Funken Hoffnung habe ich allerdings: Heute steht Alex' Durchcheck-Arzttermin inklusive Leberkontrolle an.

Natürlich wünsche ich ihm keine abnormen Werte, sondern allerbeste Gesundheit – aber eine Leber, die ein klein bisschen vergrößert ist, würde mir durchaus argumentative Möglichkeiten eröffnen. Diese Hoffnung zerschlägt sich nachmittags, als er mit der Nachricht nach Hause kommt: Alles top! Ich freue mich für ihn und hoffe trotzdem heimlich, dass mein Check-up in der nächsten Woche noch bessere Werte hervorbringt, die ich mit meinem noch deutlich gesünderen Lebenswandel begründen kann. Wir werden sehen!

Abends besuchen uns Freunde, und wir reden über das, was uns gerade beschäftigt. Besser gesagt: Die Frauen reden über Gesundheit, Ernährung und nebenbei noch über aktuelle Entwicklungen in Showbiz und Adelskreisen. Und die Männer schwenken nach kurzem Zuhören zum Thema Fußball über – Bundesliga, Champions League und UEFA-Cup, egal, Hauptsache, es geht ums schwarz-weiße Leder. Wir Frauen verstehen das natürlich: Fußball ist schließlich immer Ding, Dang, Dong. Sagt schließlich auch Giovanni Trapattoni. Und der muss es ja wissen.

Also dieselbe genderspezifische Themenaufteilung wie üblich. Faszinierend, wie sehr die Interessenlage fast aller unserer Freundschaften der unseren ähnelt. Und spannenderweise zählen wir Nichtraucher auch keine echten Raucher zu unseren Freunden. Klar, es gibt (wenige) Gelegenheitsraucher, die jedoch nie bei uns aktiv werden. Und einige Ex-Nikotinabhängige, die irgendwann den Pfad der Tugend betreten haben. Alles in allem ein sehr homogener Freundeskreis, und theoretisch hätten damit alle Paare mehr oder weniger das Zeug, wenigstens teilzeitvegetarisch zu leben – wenn die Männer nicht alle (!) glauben würden, dass ein Leben ohne Fleisch nicht lebenswert sei. Apropos Fleisch und Rauchen: Ich berichte meinen Freundinnen, dass es kaum Vegetarier gibt, die rauchen. Und dass auch Alkohol nicht so ihr Ding ist. Darauf stoßen wir mit unserer Weinschorle an. Bewusstheit ist nicht nur des Vegetariers Devise. Denn fast alle Männer, die ich kenne, haben sich *bewusst* für ein *fleischreiches* Leben entscheiden. Und die wenigen mir bekannten Exemplare, die Tierisches ablehnen, sind ziemlich dogmatisch. Und deswegen bisweilen anstrengend.

Während sich unsere fleischfreundlichen Männer ein Bier gönnen und das letzte Hertha-BSC-Spiel verbal auseinandernehmen, berichte ich meiner Freundin über das letzte, aber auch über das aktuelle Experiment. Sie erzählt von ihrem Besuch beim Zahnarzt, der sie mit einer verstörenden Aussage nach der Routine-Untersuchung überraschte: Angegriffener Zahnschmelz durch zu viel Fruchtsäure! Ein typisches Obstgebiss, meinte die Ärztin wissend und empfahl ihr, ihren Obstkonsum deutlich einzuschränken. Eine Horrorvorstellung für meine Freundin, denn sie liebt Obst – besonders das süße – und bezeichnet sich gern als Obstjunkie.

Gut zu wissen:
DIE SACHE MIT DEM OBST.

Frische Früchte haben einen guten Ruf – voller wertvoller Inhaltsstoffe wie Vitamine, Mineralien und Ballaststoffe. Sie sehen lecker aus und schmecken prima. Das Angebot ist das ganze Jahr über mehr als üppig, obwohl in unseren Breiten im Winter nicht mal Äpfel wachsen. Es werden unglaubliche Mengen importiert, die wir uns gerne schmecken lassen. Schließlich ist Obst gesund – oder doch nicht?

Geht so. Denn leider steckt in den meisten Sorten viel Fruchtzucker (Fruktose), der den Stoffwechsel auf besondere Art und Weise belastet: Er geht extrem schnell ins Blut und löst interessanterweise nur einen geringen Insulinschub aus. Das klingt erst mal gut, hat aber die unangenehme Folge, dass auch das Sattmacherhormon Leptin kaum bis nicht ausgeschüttet wird. Ohne dieses Hormon fühlen wir uns weiter hungrig – und essen auch weiter. Obst macht aber nicht nur nicht satt, sondern bringt den Körper dazu, die Fruktose besonders schnell in Fett umzuwandeln. Eigentlich eine gute Reaktion, wenn wir uns noch naturgemäß ernähren würden. Soll heißen: wenn wir Obst ausschließlich im Sommer und Herbst essen würden. Und wenn wir nur die geringen Mengen verzehren würden, die uns ohne Obstplantagenzucht und andere menschliche Nachhilfe zufällig am Wegesrand begegnen. Wenige, kleine Früchte mit wenig Fruchtzucker. Die Realität sieht anders aus: Immer größere Früchte mit immer höherem Fruktoseanteil, man will ja schließlich etwas haben für sein Geld, und saurer Geschmack geht gar nicht!

Hinzu kommt, dass die meisten Menschen, die viel Obst essen, zusätzlich auf Fruchtsäfte schwören. Natürlich am besten frisch gepresst oder wenigstens Direktsaft. Leider tun sie sich mit keinem Glas etwas Gutes, denn alle Säfte strotzen vor Fruktose. Und weil der Fruchtzucker durch das Pressen schon so wunderbar von den ballaststoffreichen Bestandteilen der Frucht getrennt wurde, kann er noch schneller ins Blut wandern. Mit den bereits erwähnten Folgen. Die derzeit so beliebten Smoothies sind übrigens nur besser, wenn sie maximal homöopathische Mengen Obst enthalten.

Für das gemütliche Abendessen zu fünft habe ich relativ lange nach einem NCV-Rezept gesucht, das ich bei Bedarf unkompliziert um eine Kohlenhydratkomponente (Reis) und einen Fleischzusatz (Hähnchenbrustfilet) erweitern kann. Nach einer Weile wurde ich fündig: Überbackener Blumenkohl mit Tomaten und Parmesan*. Sicherheitshalber bereite ich die Erweiterungen gleich mit zu, denn natürlich ist bei den Männern das Bedürfnis nach Fleisch und mehr da. Vor allem bei Alex, der bereits seit Tagen abends kein Tierteil mehr auf seinem Teller gesehen hat. Aber auch Nellie langt kräftig zu, obwohl sie eigentlich kein großer Fleischesser ist. Uns Frauen reicht der Blumenkohl, der ausgezeichnet schmeckt. Alle sind herrlich undogmatisch zufrieden.

2. März, Mittwoch: Low-Carb-Mudeln,-Kudeln,-Zudeln

Heute beginnt Phase II des Experiments: Low-Carb-Vegetarisch (LCV). Damit sind ab sofort etwas mehr Kohlenhydrate pro Tag (ca. 100g) erlaubt. Und ich dürfte jetzt sogar wieder zum Frühstück ein wenig Brot essen sowie mittags Nudeln, Kartoffeln oder Reis. Wenn ich denn wollte. Brot am Morgen fällt aber erst mal aus, denn Kühlschrank und Küchenschränke geben nicht mehr viel her. Nach einem spartanischen Frühstück (ein Salatrest vom Vortag und ein hart gekochtes Ei) fahre ich in den Supermarkt, um für Abhilfe zu sorgen. Ich freue mich fast, denn in den letzten Monaten war so ein Einkauf eher eine frustrierende Angelegenheit: In der reinen No-Carb-Phase konnte ich ca. 75% des Lebensmittelangebotes eines normalen, aber auch eines Bio-Supermarktes vergessen – zu viele Kohlenhydrate. Aber wenigstens konnte ich außerhalb der Gemüseabteilung auch noch die Fleisch- und Fischtheken abgrasen. Und auch große Bereiche des Milchprodukte-Kühlregals. In der No-Carb-Vegetarisch-Phase begrenzte sich das Angebot im Großen und Ganzen auf Gemüse, Eier, Nüsse und Milchprodukte. Also auf gefühlte 15 Prozent des Warenangebotes.

Ab heute kann ich wieder an Regalen und Auslagen verweilen, die lange verpönt waren. Die neue Reichweite macht mich nicht froh, sondern eher ängstlich, schließlich möchte ich nicht in eine selbst gebaute Kohlenhydratfalle tappen. Also bleibe weiterhin bei der goldenen Regel: Vorsicht bei der Auswahl der Lebensmittel! Funktioniert – als ich an der Kasse stehe, mutet mein Einkauf nicht viel anders an als die der letzten Wochen: viel Gemüse, Käse, Joghurt, Milch, 20 Eier. Dazu wenig Obst, Brot und die eine oder andere (fleischfreie) Carbbombe für den Rest der Familie.

Wieder zu Hause angekommen, hole ich mein neuestes Küchenspielzeug aus dem Schrank, um mir ein Mittagessen zuzubereiten: einen handlichen Spiralschneider, den ich mir nach dem Fiasko mit den kohlenhydratarmen Nudeln zugelegt habe. Er feiert heute Premiere, und ich habe eine große Erwartungshaltung. Denn der Preis dieses relativ kleinen und unscheinbaren Geräts war gepfeffert. Weil die Dinger gerade in sind, durfte ich vermutlich einen deftigen Trendzuschlag zahlen. Doch nach der ersten Anwendung bin ich enttäuscht; eigentlich sollte die Herstellung von Zudeln (Zucchininudeln) damit doch superleicht gehen? Kann ich nicht finden. Und dann ständig diese Angst um die eigenen Fingerkuppen; vielleicht hätte ich doch lieber ein Standgerät nehmen sollen? Nein, rede ich mir gut zu – die Bestellentscheidung war richtig, denn das Standgerät wäre fast doppelt so teuer gewesen und hätte in meiner kleinen Küche für Platzprobleme gesorgt. Wäre ich nur ein klein wenig geduldiger, hätte ich den Kauf um einige Wochen oder Monate verschieben und ganz entspannt darauf warten können, wie das Angebot an Spiralschneidern im Secondhand-Kleinanzeigen-Markt, Kategorie »Haushaltskleingeräte« explodiert. Die herausfordernde Handhabung sorgt garantiert für viele Frust*ver*käufe.

Geduld ist aber nicht meins. Dafür gebe ich nicht schnell auf. Und übe weiter. Sechs Zucchini und acht Möhren später habe ich so etwas wie ein Ergebnis, das sich einigermaßen sehen lassen kann. Einen Berg Zudeln und Mudeln (Möhrennudeln). Und meine Fingerkuppen sind sogar noch halbwegs existent. Dafür habe ich Muskelkater in beiden Händen.

Der Zudel-Mudel-Berg ist blitzschnell gegart und schmeckt mit einer einfachen Tomatensauce superlecker. Ich bin gespannt, ob meine Familie das genauso sieht.

Abends rufe ich Nellie in die Küche und zeige ihr den Spiralschneider und wie man mit ihm umgeht. Sie ist verblüfft und möchte ihn gleich ausprobieren. Und scheitert an der speziellen Technik. Schade, hätte sie einen eigenen Zudel-Berg produzieren können, wäre der garantiert auch mit Begeisterung in ihrem Magen gelandet. So ist sie vom mamaproduzierten und -gekochten Endergebnis nur semibegeistert und lässt die Hälfte auf dem Teller liegen.

Eigentlich wollte ich mit ihr auch noch eine erste Testreihe Kudeln (Kohlrabispiralen) produzieren – aber das macht heute wohl keinen Sinn.

10. März, Donnerstag: Immer noch LCV

Heute steht meine Check-up-Untersuchung an. Morgens um acht und natürlich nüchtern, damit mein Blut bestmögliche Ergebnisse liefert. Leicht hungrig sitze ich im Wartezimmer und blättere zur Ablenkung in einer Zeitschrift, die ich mir selber nie kaufen würde. Ich entdecke einen Artikel über vegetarisch lebende Erdhörnchen, die durchaus und gezielt kleinere Artgenossen töten, damit mehr Gras für sie und ihre eigenen Nachkommen bleibt. Ich bin schockiert und frage mich, ob diese Mörder ihre Opfer auch aufessen. Oder links liegen und den Fliegen überlassen.

Die medizinisch-technische Assistentin ruft meinen Namen und reißt mich dadurch aus meinen vegetarischen Gedanken. Im Untersuchungszimmer geht die Ärztin gleich zur Sache. Sie schaut und tastet, prüft die relevanten Körperteile und scheint zufrieden. Erwartungsgemäß weder eine Fettleber noch andere Auffälligkeiten. Ich berichte ihr von meinen Ernährungseskapaden der letzten Monate. Sie fragt interessiert nach – nicht unbedingt, weil sie sich Sorgen um meine Gesundheit macht, sondern weil sie sich *den* ultimativen Tipp erhofft, der sie endlich dauerhaft von ihren überflüssigen zehn Kilo Übergewicht befreit. Leider kann ich ihr den aber nicht geben, einfach, weil es keinen Tipp gibt, der bei *jedem* Wirkung zeigt! Also biete ich ihr ein Ernährungscoaching an, um mit ihr gemeinsam herausfinden zu können, woran es bei ihr ernährungsmäßig hapert – sie will drüber nachdenken und sich melden, sobald meine Blutergebnisse da sind. Ich bin gespannt, schließlich gehören Ärzte zu meinen Lieblings-Coaching-Klienten!

Der Rest des Tages ist stressig. Ein beruflicher Termin jagt den nächsten, und ich komme kaum zum Essen. Ich erfahre am eigenen Leib, wie schnell es gehen kann, sich das Falsche in den Mund zu schieben, wenn Stress, Ablenkung und

Hunger zusammentreffen. Anstatt mittags tapfer meine Mandeln zu kauen, kaufe ich mir unterwegs ein belegtes Brötchen. Wenigstens findet sich zwischen den Hälften eine ordentliche Portion Räucherlachs und sogar drei Gurkenscheiben plus Salatblatt. Als ich gegen 19.30 Uhr nach Hause komme, bin ich nicht nur wieder hungrig, sondern zusätzlich extrem unmotiviert, mich nach diesem Tag auch noch lange in die Küche zu stellen. Also wehre ich mich nicht lange, als Alex anbietet, auf die Schnelle Pesto-Spaghetti zu zaubern. Davon esse ich dann auch noch viel zu viel, wahrscheinlich, um gegen meine Erschöpfung anzuessen. Ich hüpfe also mit Anlauf in die Kohlenhydratfalle und stelle seltsamerweise fest, dass mir das in diesem Moment komplett wurscht ... äh ... egal ist. Ich tröste mich damit, dass mir Low-Carb-Vegetarisch mehr Kohlenhydrat-Spielraum bietet, und ich diesen jetzt einfach mal ausnutze.

Zwei Stunden später überkommt mich das schlechte Gewissen doch noch: Ich bin tatsächlich nach so kurzer Zeit wieder hungrig und überlege ernsthaft, ob ich mir noch eine Tafel Schokolade gönne. Unglaublich, wie schnell auch ich immer wieder auf der Blutzuckerachterbahn lande!

Aber ich fange mich, schließlich weiß ich ja um die Umstände. Dagegen arbeiten, Kreislauf unterbrechen, mahne ich mich und greife statt zur Schokolade zu sechs Marshmallows und einem Naturjoghurt. Natürlich nacheinander, trotzdem eine gruselige Mischung. Anschließend putze ich mir intensiv die Zähne, damit der Heißhunger heute garantiert nicht mehr aufploppt. Ein guter Trick, der für ein bis zwei Stunden Ruhe sorgt. Mindestens. Wie lange tatsächlich, kann ich nicht sagen, denn ich lande früh und abgekämpft im Bett. Schlafend bemerke ich nichts von eventuell wieder aufkeimenden Essgelüsten. Und auch meine Träume sind hoffentlich komplett nahrungsmittelfrei.

15. März, Dienstag: Normaler Vegetarismus. Oder: Es prieselt und pruselt!

LCV ist durch, und jetzt gönne ich uns zwei Wochen »normalen« Vegetarismus – mit Eiern, Milchprodukten und deutlich mehr Kohlenhydraten auf dem Speiseplan. Die Art Vegetarismus, die am meisten praktiziert wird. Verständlich, denn sie ist von allen Varianten die unkomplizierteste.

Für mich selber bin dennoch skeptisch, weil ich eine relativ starke Carb-Kontrolle kennen und lieben gelernt habe, aber ich sehe auch einen klaren Vorteil, den dieser Teil des Experiments mit sich bringt: Ich kann die ganze Familie integrieren! Keine »Extrawürste« mehr für Nellie, sondern einfach nur die Devise: Hoher Frischkostanteil und fleisch-/fischfrei. So einfach können Regeln sein!

Endlich kein schlechtes Gewissen mehr, wenn die gesamte Familie morgens Müsli, Haferflocken und/oder Dinkelflakes verspeist. Hauptsache, aus Vollkorn, dann ist alles gut! PausenBROT geht auch wieder bedenkenlos, natürlich ebenfalls in Vollkornvariante und unbedingt ohne Wurst. Kein Problem, es gibt genug fleischlose Auswahl, die Nellie schmeckt: (Frisch-)Käse, frische Gemüsescheiben oder vegetarische Aufstriche – erstaunlicherweise liebt sie die Sorte »Champignon« besonders, obwohl sie Pilze grundsätzlich hasst.

Mittags und abends sind (Vollkorn-)Nudeln, Kartoffeln und Co. bei uns wieder gern gesehene Tischgäste, was besonders Nellie freut. Die Köchin in mir ist auch froh, denn die Auswahl an leckeren Rezepten ist deutlich größer als in den letzten Wochen. Mein ernährungsbewusster Anteil mahnt immer noch zur Vorsicht und rät mir, carbmäßig weiterhin Maß zu halten. Die Rationale in mir sagt nicht unberechtigterweise: »40 Millionen vegetarische Inder können nicht irren!« Letztendlich überzeugen mich aber meine Zunge und meine Nase. Ich bereite zum Abendessen eine

Gut zu wissen: VEGETARISCHE (ERSATZ-)PRODUKTE.

Es ist noch gar nicht lange her, da konnte man spezielle vegetarische Lebensmittel wie Aufstriche, Wurstersatz etc. nur im Reformhaus kaufen. Die Zielgruppe war eher klein, denn nicht viele Menschen verzichteten aus Überzeugung auf Fleisch und Fisch. Andere mussten aus gesundheitlichen Gründen zu »Schonkost« greifen.

Heute gibt es in jedem Supermarkt ein ansehnliches Angebot an Lebensmitteln, die das Bedürfnis der Menschen nach schmackhafter fleischloser Kost befriedigen sollen. Die Lebensmittelindustrie ist begeistert von diesem rasant wachsenden Segment, das ihr Vegetarier und Veganer eröffnet haben. Besonders spannend ist, dass auch immer mehr Betriebe, die eigentlich Fleisch verarbeiten, in ihren Firmenhallen zusätzlich fleischfreie Produkte herstellen. Werden diese von der Zielgruppe, den Vegetariern und Veganern gekauft, stärken diese die Fleischindustrie.

Aber auch andere Produkte, die als vegetarisch/vegan deklariert sind, haben ihre Tücken: Viele sind stark verarbeitet, was an der meist sehr langen Zutatenliste leicht auszumachen ist. Sie enthalten nicht selten Geschmacksverstärker, Aromen, Verdickungsmittel, Konservierungsstoffe und/oder Farbstoffe. Gesund sieht anders aus. Von der geschmacklichen und monetären Komponente mal ganz abgesehen: Vieles schmeckt nicht besonders gut und ist dazu noch teuer.

Couscouspfanne* zu, die nicht nur wunderbar duftet, sondern auch Nellie begeistert: »Mama, es prieselt und pruselt so schön in der Pfanne!« Ich schaue sie fragend an, da kommt auch schon die Übersetzung: »Es kracht und knackt!« Macht es. Aber nicht nur das – die Pfanne schmeckt außerdem so gut, dass ich meine Kohlenhydratbedenken leichten Herzens über Bord werfe. Zumindest für heute.

Bei einem Glas wasserverdünnten Apfel-Direktsaft berichte ich Alex, dass viele konventionell hergestellte Fruchtsäfte eventuell gar nicht wirklich vegetarisch sind – zumindest, wenn der Safthersteller/-abfüller sich nicht die Zeit nimmt, die nötig ist, um einen geklärten Saft zu produzieren: Normalerweise enthält der ausgepresste Saft noch gröbere Partikel, die erst nach einer Weile auf den Gefäßboden sinken. Um darauf nicht warten zu müssen, verwenden viele Hersteller Schweinegelatine, die die Partikel an sich bindet. Natürlich wird die Gelatine, so gut es geht, abgeschöpft, aber es kann nicht ausgeschlossen werden, dass kleinste Teile im Saft bleiben. Nimmt man es streng, verliert der Saft damit den Status »vegetarisch«. Mein Mann findet das nicht so dramatisch – und auch bin da eher großzügig als kleinlich. Weniger hochherzig werden meine Gedanken allerdings, als Alex erzählt, dass er sich gut vorstellen könnte, Tageslichtvegetarier zu werden: Bis Sonnenuntergang ein fleischfreies Leben, aber danach ist alles erlaubt. Mein Kopfkino produziert sofort einen detailgetreuen Film – er erwartet hibbelig die Abenddämmerung, um sich dann ein riesiges Steak zu braten. Seltsame Vorstellung. Die Sache erinnert mich stark an Ramadan und erscheint mir ziemlich suspekt. Außerdem frage ich mich, ob Alex von dieser Idee wohl auch noch so begeistert ist, wenn der Sommer viele späte Sonnenuntergänge bringt? Das Essen von großen Fleischmengen nach 22 Uhr dürfte bestimmt für Bauchschmerzen sorgen …

Glücklicherweise kann ich ihn schnell davon überzeugen, dass es seiner Gesundheit deutlich zuträglicher ist, wenn er nicht zum Tageslichtvegetarismus konvertiert. Und ich hoffe weiterhin darauf, dass er sich eines Tages so sehr an die fleischfreie Kost gewöhnt hat, dass er sie nicht mehr als Mangelernährung betrachtet. Anders gesagt: Meine Hoffnung stirbt zuletzt – und solange sie nicht verstorben und begraben ist, muss kein Tier dran glauben.

27. März, Sonntag: Ostern ohne Hasen? Oder: Das Ende vom Lied

Nach vier Wochen Vegetarismus in Varianten ist eine Art Gewöhnung eingetreten, die mir Hoffnung macht. Fleisch- und fischlos zu leben kann in meiner Familie durchaus funktionieren – sofern ich verspreche, dass es nicht für den Rest des gemeinsamen Lebens dabei bleibt. Mein Mann liebäugelt nun statt des Tageslichtvegetarismus mit der Teilzeitversion und schlägt vor, statt wie bisher an sieben Tagen streng nach den Veggie-Regeln zu leben, künftig an den 48 Stunden des Wochenendes ohne Beschränkung zu leben. Und vor allem zu essen. Ich verspreche ihm, wohlwollend darüber nachzudenken. Natürlich hat eine solche Variante ihre Vorteile – nicht nur für ihn, sondern auch für Nellie. Denn es besteht die Gefahr, dass rigide vegetarisch ernährte Kinder zu Puddingvegetariern werden könnten.

Noch besteht bei Nellie kein großes Risiko, zumal das Experiment heute sowieso und mit einem Paukenschlag endet. Vegetarische Ostern wäre eine spannende Herausforderung geworden, aber dazu kommt es nicht. Denn wir sind zum Brunch eingeladen. Als wir gegen 10.30 Uhr am Ort des Geschehens erscheinen, erkenne ich bereits mit nur einem Blick auf das Buffet, dass Vegetarier hier komplett falsch sind: Vitello Tonnato, Roastbeef, Schinkenröllchen, Salamivariationen, Rührei mit Speck, gebeizter Lachs und noch andere äußerst unvegetarische Köstlichkeiten. Meinem Mann tränen vor Freude die Augen, und damit ist klar, dass ich die Vegetarier-Fahne wohl allein werde hochhalten müssen. Die

Gut zu wissen: KINDLICHER VEGETARISMUS OHNE PUDDING.

Glaubt man den Statistiken, steigt auch die Zahl der Kinder, die weder Fleisch noch Fisch essen.

Die meisten Ernährungsexperten sind sich einig, dass eine vollwertige (!) ovo-lacto-vegetarische Kost Kinder mit allem versorgt, was für eine gesunde Entwicklung nötig ist. Hierzu zählen vor allem die perfekte Nährstoff- und Vitaminversorgung durch Vollkorngetreide, Milch(-produkte), Eier, Nüsse, viel Gemüse und Obst.

Allerdings gibt es – bei Kindern und Erwachsenen – auch eine Vielzahl, die sich zwar fleisch-/fischfrei, aber ansonsten nicht besonders bewusst und ausgewogen ernährt. Statt Frischkost und Vollkorn landen in den Mägen der scherzhaft als Puddingvegetarier bezeichneten Menschen häufig Fertigprodukte, Süßigkeiten und andere stark verarbeitete Lebensmittel. Selbstgekochtes kommt selten bis nie auf den Tisch. Entgegen der naheliegenden Vermutung essen viele *Puddingvegetarier* lieber Schokolade und Co. anstatt Pudding ...

Da die meisten (vegetarischen) Kinder ausgesprochene Süßschnäbel sind, neigen sie dazu, ihren Kalorienbedarf vorwiegend aus Süßem/Kohlenhydratreichem zu decken – sofern man sie lässt. Vegetarier-Eltern müssen also nicht nur in der Lage sein, begeisternde fleischfreie Gerichte zu kochen, sondern auch faszinierende Vorbilder abzugeben und extrem wachsam zu sein, damit ihr Nachwuchs nicht abdriftet.

wiegt allerdings tonnenschwer, denn auch mich grinsen die Delikatessen frech an. Und moralstärkende Alternativen sind quasi nicht vorhanden – nur Brot, Butter und eine verhältnismäßig bescheidene Käseplatte. Ich bereue, dass wir der entfernteren Familie nicht im Vorfeld von unserem Ernährungsexperiment erzählt haben. Jetzt ist es definitiv zu spät. Während ich mich noch gräme, beißt mein Mann mit unübersehbarem Appetit in ein Gänseleber-Canapé. Na gut. Ich kapituliere, stelle die Vegetarierfahne in die Ecke und greife zum ersten Lachsbrot seit Wochen. Es schmeckt salzig und irgendwie ungewohnt, aber das gibt sich nach der dritten Scheibe. Und Nellie? Die ist heute offensichtlich die einzig wahre Vegetarierin, denn sie isst nur Brot, Käse und Weintrauben. Aber dann höre ich, wie sie die Gastgeberin fragt, ob es zum Nachtisch Schokoladenpudding gibt … Gut, dass das Experiment heute endet!

Was es mir gebracht hat

Positiv

- Die intensive Auseinandersetzung mit dem Vegetarismus und den Beweggründen hat mich wieder sensibler für Themen gemacht, die im Alltag gerne untergehen: Tierwohl, Konsumterror, moralische Grundhaltungen etc.
- Da deutlich mehr Pflanzenkost und viel weniger gesättigte Fettsäuren auf dem Speiseplan stehen, stellt sich unweigerlich ein gutes Gewissen ein, das auch durch schwierigere Phasen tragen kann.
- (Ovo-lacto-)vegetarisch zu essen ist aufgrund der erlaubten Vielfalt einfach. Schmackhafte Gerichte, die nicht teuer sein müssen, gibt es zuhauf.

Negativ

- Fleischliebenden Familienmitgliedern ist – wenn überhaupt – nur mit viel Geduld und Spucke beizukommen. Die von der Industrie angepriesenen Fleischersatzprodukte unterstützen dieses Vorhaben wegen nicht vorhandener Schmackhaftigkeit in keinster Weise.

- Viele fleisch- und fischfreie Produkte/Rezepte strotzen vor Kohlenhydraten. Die Gefahr, sich bauchspeicheldrüsenbelastend zu ernähren, ist relativ groß.
- Die teilweise sehr carb- und fettreichen Gerichte haben dafür gesorgt, dass ich zwei Kilo zugenommen habe.

Mein Fazit

- Mir gefällt der Vegetarismus grundsätzlich als Lebensstil, der gesund halten kann. Wobei es nicht unbedingt der Fleischverzicht ist, sondern der insgesamt bewusstere Umgang mit Lebensmitteln. Und wenn Kohlenhydrat-, Eiweiß- und Fettanteil in der richtigen Relation stehen, könnte der Veggiestyle durchaus als lebenslange Ernährung taugen. Zu den einzelnen getesteten Varianten:
- *No-Carb-Vegetarismus (NCV):* Zu viele Einschränkungen. Nur für Gemüsefreaks. Familienunfreundlich.
- *Low-Carb-Vegetarismus:* Etwas größere Lebensmittelauswahl als bei NCV, dadurch mehr Genuss. Gefahr des Carbüberschusses, Aufpassen nötig. Wenig familienfreundlich.
- *Ovo-Lacto-Vegetarismus:* Breites Lebensmittelspektrum, sehr familienfreundlich. Ebenfalls Gefahr, in die Kohlenhydratfalle zu tappen. Ggf. sind Kompromisse nötig, wie z. B. das Einführen/Beibehalten von Tagen, an denen Fleisch/Fisch gegessen werden darf. Damit gibt man auch den Familienmitgliedern, die nicht ganz auf Tierisches verzichten möchten, die Möglichkeit, sich mit dem Vegetarismus zu arrangieren.

Mein Veganer Einkaufszettel

Viel Obst (alle Sorten)
Noch mehr Gemüse (alle Sorten)
Kartoffeln
Haferflocken
Kürbiskerne
Sesam
Nüsse
(Räucher-)Tofu
Mandelmilch

APRIL 2016:

Vegan!? Wie vegetarisch, nur bekloppter?

So funktioniert Vegan

Veganer leben die extremste Form des Vegetarismus – sie verzichten nicht nur auf Fleisch und Fisch, sondern auch auf alle anderen Produkte, die tierischer Herkunft sind, wie z. B. Eier, Milch(-produkte) und Honig. Hardcore-Veganer beschränken sich nicht nur hinsichtlich der Lebensmittel, sondern lassen zusätzlich Kleidung und Dinge des täglichen Lebens, die aus Wolle, Leder oder Seide hergestellt wurden, nicht an den Körper und ins Haus. Viele von ihnen achten darüber hinaus darauf, auch keine Produkte zu konsumieren, die weniger offensichtlich mit tierischen Inhalts- oder Zusatzstoffen versetzt wurden, wie z. B. Apfelsaft und Wein (Schweinegelatine), Bier (Fischblase), Rotgefärbtes wie Marmelade und Fruchtgummis (Schildlaus), Brot (Schweineborsten/Vogelfedern). Die Motivation der meisten Veganer: Ihretwegen sollen keine Tiere leiden oder gar sterben.

Aus ethischer Sicht mag das Leben als Veganer nahezu perfekt sein – ob man seiner Gesundheit mit der stark eingeschränkten Lebensmittelauswahl einen Gefallen tut, wird von den meisten Ernährungsexperten jedoch zumindest bezweifelt. Viele sind der Meinung, dass eine Mangelernährung droht, wenn nicht wichtige Nährstoffe wie Proteine, Kalzium, Eisen und/oder Vitamin B12 gesondert zugeführt werden.

Erlaubte Hauptlebensmittel

Obst und Gemüse, Kartoffeln, eifreie Nudeln, Reis, Getreide, auch Quinoa, Couscous etc., Milchersatzprodukte aus Soja, Kokos, Mandeln, Hafer etc., Nüsse und Samen.

Tabu

Fleisch, Fisch – und Produkte daraus. Milch(-produkte), Eier, Honig.

Kritisch bis tabu

Produkte, die mit tierischen Zusatzstoffen versetzt und/oder behandelt sind (s. o.).

Vor meinem Selbstversuch

Gewicht: 61kg, Fitness: sehr gut, Gesundheitszustand: ebenfalls sehr gut.

Ernährung: Nach der vegetarischen Phase hat sich schnell wieder eine – relativ fleischarme – Mischkost etabliert. Recht hoher Eier- und Milchkonsum. Viel Gemüse und Obst, aber auch wieder regelmäßig Kuchen und bis zu vier Tassen Cappuccino täglich.

Mein Plan

Ich nehme die vegetarische, vollwertige und nährstoffreiche Ernährung wieder auf, achte auf eine moderate Kohlenhydratezufuhr und verzichte zusätzlich auf Eier und Milch(-produkte). Honig esse ich sowieso nicht. Außerdem werde ich beim Lebensmittel-Einkauf noch expliziter darauf achten, dass möglichst keine tierischen Zusatz- und/oder Hilfsstoffe enthalten sind. Sollte ein Klamottenneukauf nötig sein, werde ich versuchen, auf Wolle, Leder und Seide zu verzichten; bereits Existierendes bleibt erhalten und wird nicht entsorgt! Für die Umstellung plane ich zwei Beobachtungstage ein.

4. April, Montag, 1. Beobachtungstag

Nun wird sich also der Veganismus in mein Leben fräsen – ich bin gespannt!

Da der Kühlschrank noch gut mit vielen nicht-veganen Lebensmitteln gefüllt ist, beschäftige ich mich heute vor allem damit, die fleischlichen Überreste unseres Normalo-Lebens zu verbrauchen. Ich möchte möglichst nichts wegwerfen, weil die Tiere, deren Teile sich derzeit noch bei uns kühl halten, umsonst gestorben wären. Das wäre mehr als schade, also werden sämtliche Mahlzeiten der beiden Beobachtungstage fleischhaltiger und üppiger ausfallen als normalerweise. Das allein fordert schon viel logistisches Engagement, trotzdem muss ich gleichzeitig schon jetzt nach verlockenden veganen Rezepten Ausschau halten. Dabei achte ich besonders auf zwei Aspekte:

1. auf den Kohlenhydratgehalt der Gerichte und
2. darauf, dass wenig bis keine Sojaprodukte und/oder andere »Sonderzutaten« (z.B. Kunstfleisch, Proteinpulver, Analogkäse) verwendet werden müssen.

Leider versagen viele Rezepte in mindestens einem der beiden Punkte, was sie inakzeptabel macht. Ich suche noch ein Weilchen und wenig erfolgreich weiter. Also beschließe ich, einfach möglichst viele meiner kohlenhydratarmen vegetarischen Rezepte zu veganisieren. Ob das wirklich so einfach klappt, wird sich zeigen.

Nachmittags bin ich um eine kleine Rezeptauswahl reicher, aber das zähe Vorankommen wirkt sich nicht besonders positiv auf meine Motivation aus. Also recherchiere ich erneut – diesmal nach Veganismus-Vorteilen, die mich auf die Spur bringen sollen.

Das klingt nicht schlecht, wobei mir natürlich auffällt, dass das quasi dieselben positiven Aspekte sind, die auch von den Paleoanern und den Low-Carb-/No-Carb-Anhängern ange-

Gut zu wissen: WAS SOLL EINE VEGANE ERNÄHRUNG FÜR DIE GESUNDHEIT BRINGEN?

Entfernt ein Fast-Food-Junkie neuerdings das Fleisch aus den Burgern und trinkt er statt Bier nur noch Wodka sowie seinen Kaffee ohne Milch, dann ist er vermutlich zum Pudding-Veganismus konvertiert – Veganismus kann also viele Ausprägungen haben, die nicht zwangsläufig der Gesundheit zuträglich sein müssen. Anders sieht es aus, wenn man sich vollwertig vegan ernährt. Dann bleiben einem laut Expertenmeinung vermutlich viele Zivilisationskrankheiten erspart, wie z.B.:

- Diabetes
- Bluthochdruck
- Herz-Kreislauf-Erkrankungen
- Krebs

führt werden. Die Diskrepanz ist mir im Moment egal, denn ich mag optimistische Gesundheitsprognosen. Die machen mir Mut und geben mir tatsächlich wieder etwas Power. Zumindest so viel, um nach weiteren spannenden Fakten zu suchen. Ich habe quasi Blut geleckt. Leicht unpassende Umschreibung, die mir da gerade eingefallen ist, aber wer will mir das leicht blasphemische Wortspiel schon übelnehmen? Vielleicht die vielen Dogmatiker, die es unter den Veganern geben soll? Mir egal. Ich suche grinsend weiter und finde die aktuellen Schätzungen über die Zahl meiner Mitstreiter im Land. Siehe da, die Zahlen schwanken stark: zwischen (wohl realistischen) 400000 und (sehr optimistischen) 900000. Wow! Ich bin erst beeindruckt, dann aber doch skeptisch. Schließlich kenne ich diverse Menschen, die von sich behaupten, vegan zu sein, nur weil sie ihre Pizza heute mal ohne Salami und ohne Käse gegessen haben. Für mich sind das sogenannte Schummelveganer, die sich mit solchen Äußerungen interessant machen wollen. Interessanterweise fast nur Männer. Hat sich offenbar herumgesprochen, dass ein veganes Dasein bei Frauen gut ankommt, deshalb wird dieses neue Bewusstsein auch gern beim ersten Date eingeworfen. Doch die kluge und ernährungsmäßig bewanderte (Single-)Frau braucht nur einen Blick auf Schuhe, Gürtel und andere Accessoires zu werfen; wenn davon etwas auch nur im Entferntesten nach Leder aussieht, ist der Opportunist aufgeflogen. Wobei er natürlich – unter besonderen optischen Umständen – trotzdem eine Chance bekommen könnte. Sie allein entscheidet, ob er einige quizzige vegane Insiderfragen beantworten darf, aus denen sich als Belohnung eventuell doch eine Art vegane Zweisamkeit ergeben könnte. Für länger oder auch nur für ein paar nette Stunden, wird sich dann zeigen.

Vegane Partnersuche ist zum Glück nicht mein Thema, ich habe ja einen Mann, der sich ernährungsmäßig immer wieder einigermaßen flexibel zeigt. Dass aus ihm jemals ein echter Vollblutveganer werden könnte, der seine Ausrichtung bis in die kleinste Falte auslebt, kann ich allerdings schon in dieser frühen Phase des Experiments ausschließen. Aber solche Typen dürften unter den geschätzten 900 000 Veganern vermutlich sowieso eher die Minderheit darstellen.

Ich lese noch ein wenig weiter und stoße auf eine lange Liste von Prominenten, die sich dem Veganismus verschrieben haben sollen. Normalerweise lasse ich mich nicht sehr von prominenten Mitstreitern beeindrucken. Schließlich kann man sich nie sicher sein, ob hinter den jeweiligen Ernährungsbekenntnissen nicht nur eine ausgeklügelte Marketingstrategie steckt, die den Star wieder in die Medien bringen soll. Aber als ich in der Liste den Namen meines Lieblingsschauspielers – Richard Gere – entdecke, steigt mein Motivationspegel enorm an. *Ihm* glaube ich natürlich alles, denn dieser Mann steht in meinen Augen für Authentizität und ist der Inbegriff einer schönen Seele. Ich stelle mir vor, wie wir über veganem Essen sitzen und er mir erklärt, weshalb er ausgerechnet heute sein einziges Paar Lederschuhe trägt, als das Telefon klingelt.

Meine Freundin reißt mich aus meinen wunderschönen veganen Tagträumen und möchte wissen, was in meiner Küche gerade so los ist. Ich verschweige ihr mein Date mit Richard und berichte ihr stattdessen von meinem neuesten Experiment. Sie ist begeistert, denn auch sie wollte vegan schon immer mal ausprobieren. Also fragt sie, ob sie mitmachen kann. Ich habe natürlich nichts dagegen, und wir vereinbaren einen regen und regelmäßigen Gedanken- und Rezeptaustausch.

5. April, Dienstag, 2. Beobachtungstag

Der Kühlschrank hat sich deutlich geleert. Es ist kaum noch Unkeusches … äh … Unveganes zu finden. Aber leider auch kaum noch überhaupt etwas Essbares. Also muss ich einkaufen. Mein Plan: Zuerst fahre ich nach Berlin, um mir einen veganen Bio-Supermarkt anzusehen, der laut Eigenwerbung zu 100% vegane Produkte verkauft. Darauf bin ich gespannt, und außerdem muss ich mich mal wieder auf den neuesten Stand des Möglichen bringen. Nach einer längeren Fahrt mit den Öffentlichen komme ich endlich an und bin erst vom großen Angebot erschlagen und bei näherem Hinsehen enttäuscht. Mal abgesehen vom frischen Obst und Gemüse kann man die Produkte in wenige Kategorien einteilen:

- Sieht aus wie Fleisch, Fisch und/oder Wurst, ist es aber nicht.
- Sieht aus wie Milch und deren Produkte, ist aber aus Getreide, Soja oder Kokos.

- Sieht aus wie normaler Süßkram bzw. Salzkram (Chips etc.), ist aber keiner. Weder vom Geschmack her noch von den Zutatenlisten – die sind oft noch länger als bei herkömmlichen Süßigkeiten.
- Andere Alternativprodukte wie z. B. zu Mehl vermahlene Getreidesorten oder aus anderen Grundstoffen (Lupinen, Dinkel, Kichererbsen, Buchweizen, Kokos etc.). Oder Süßungsmittel wie Agavendicksaft, Kokosblütenzucker, Reissirup. Allesamt Kohlenhydratbomben.
- Vegane Lebensmittel, die von Natur aus vegan sind und auch in den meisten normalen Supermärkten zu haben sind (z. B. Nüsse, Gewürze).

Das Angebot wirkt auf mich weder appetitsteigernd, noch macht es mich übermäßig neugierig. Nur einige wenige Produkte sprechen mich überhaupt an. Und die haben einen dermaßen gepfefferten Preis, dass sofort meine innerliche automatische Kaufsperre aktiviert wird. So kommt es, dass ich den Laden nur mit je einem Liter Soja-Natur-Drink und Kokosmilch bepackt verlasse. Mandelmilch war leider aus, sonst hätte ich mir davon auch noch einen Liter gegönnt. Mein Einkaufsfazit: Wer sich überwiegend von und mit solchen Produkten ernährt, dürfte dem Klischee des übergesunden Veganers wohl nicht besonders nahekommen!

Als ich wieder in der Bahn sitze, um meine wenigen Schätze nach Hause zu bringen, sitzt mir ein irgendwie vegan aussehender Mann gegenüber, der ganz in Stoff unterwegs zu sein scheint: Schuhe, Tasche – offenbar alles aus Baumwolle. Auch sein T-Shirt, auf dem unübersehbar steht:

»Ja, ich bin Veganer. Nein, ich esse nicht nur Gras. Doch, ich bekomme genug Protein. Nein, ich finde das nicht etwas extrem. Nein, auch keinen Fisch. Ja, ich kann dann

überhaupt noch etwas essen. Nein, das ist nicht sehr kompliziert. Nein, es interessiert mich nicht, dass du das nie könntest.«

Wow, so viel Text auf so wenig Stoff! Ich bin beeindruckt. Gerade denke ich noch darüber nach, ob ich ihn anspreche, da steht er schon auf, dreht mir den Rücken zu und stellt sich aussteigebereit an die Tür. Schade, ich hätte gern gewusst, wo er dieses Shirt gekauft hat. Das wäre im veganen Supermarkt sicher ein Burner. Ich persönlich würde mir natürlich keines kaufen – ich war noch nie ein Freund davon, meine Ansichten in der Nähe meines Dekolletés zu platzieren. Egal, ob es um Atomkraft, Waldsterben oder meine Essgewohnheiten geht. Solche Themen trage ich im Herzen und im Kopf, aber nicht auf meiner Kleidung. Abgesehen davon ist mir der Spruch auch eine Spur zu militant. Rücksichtsvoll und vorsichtig, wie ich bin, nutze ich derzeit lieber Formulierungen wie: *»Ich esse eher pflanzlich.«*

Apropos pflanzlich. Um die Familie sanft einzustimmen, koche ich heute zum letzten Mal fleisch- und milchlastig. Allerdings bereits in reduzierter Form. Es gibt unsere Lieblings-Kartoffelsuppe mit Tomaten. Normalerweise sind es ganze 100g gewürfelter Speck, der den leckeren rauchigen Geschmack bringt. Heute nehme ich nur die Hälfte, lasse ihn aber besonders gutherzig aus. Ich hoffe, Mann und Kind bemerken das Liebevolle, aber nicht die Reduzierung des Fleischanteils. Außerdem verwende ich statt der geforderten 200ml Milch nur 100ml Sahne. Ein Glück, es gibt keinerlei negative Reaktionen, als die Suppe kurze Zeit später in den Tellern dampft!

Während wir essen, erzähle ich Nellie von der veganen Ernährungsweise. Da Fleisch und Fisch immer noch nicht zu ihren favorisierten Lebensmitteln gehören, ist sie nur mäßig alarmiert. Ohne Eier auszukommen erscheint ihr auch nicht sonderlich dramatisch. Aber als es an die Milchprodukte geht, rutscht sie unruhig auf dem Stuhl hin und her. Auf ihren Lieblingsjoghurt und Milch verzichten? Sie meutert lautstark. Und ihr Vater äußert deutlich, dass er durchaus ihrer Meinung ist. Aus rein persönlichen und egoistischen Gründen: Er mag Fleisch, Fisch, Wurst, Eier und Milchprodukte! Warum also darauf verzichten? Ich werfe ihm einen genervten Blick zu (»Schön, wie du mich austunnelst!«) und überlege, wie ich das Thema doch noch in die richtige Richtung bringe. Bisher habe ich Nellie mit dem Thema Tierquälerei verschont. Schließlich ist sie eine empathische und engagierte sechsjährige Insektenretterin, die höchstens mal einer Spinne, die sich in ihrem Buddelkasten verirrt hat, einen kurzen, tödlichen Schlag mit der Schippe versetzt. Aber das kam schon lange nicht mehr vor – genauso wenig wie das Ärgern unseres gutmütigen Katers. Das letzte Schwanzziehen fiel deutlich in die Kategorie »Kleinkindsünden«, schließlich war sie damals erst drei Jahre alt. Die – schmerzhafte – Antwort des Katers kam damals prompt, was unzweifelhaft dafür sorgte, dass die Lektion schnell gelernt war.

Jetzt aber geht es um den Verzicht von Milch(-produkten) und Eiern. Mann und Kind lieben beides sehr, da muss ich wohl einen härteren Kurs fahren, um sie wenigstens zum Teilzeitveganismus zu überreden.

Diese und all die anderen grausamen Wahrheiten zum Thema Mastvieh kann ich Nellie natürlich nicht eröffnen – schließlich will ich weder Alpträume noch Essstörungen bei ihr auslösen. Also erzähle ich ihr nur, dass es den meisten Tieren in den Ställen nicht gut geht und dass sie weniger leiden müssen, umso weniger Fleisch, Eier und Milch(-Produkte) jeder Einzelne isst. Außerdem versuche ich ihr Weltbild ein wenig geradezurücken, indem wir darüber reden,

Gut zu wissen: LEID, DAS VEGANER MILCHKÜHEN ERSPAREN.

Rinder, die ihr Dasein als *Milchkühe* fristen müssen, werden besonders schlecht behandelt: Weil sie erst, nachdem sie ihren ersten Nachwuchs geboren haben, Milch geben können, werden sie frühestmöglich besamt. Denn erst wenn das Kalb geboren ist, schießt die Milch ein und die Menschen trinken sie. Damit es nicht zu einem natürlichen Abstillen kommt, werden die armen Kühe von nun an jedes Jahr künstlich besamt. Und während der gesamten Trächtigkeit bis ca. acht Wochen vor der nächsten Geburt gemolken. In dieser kurzen Zeit des Trockenstellens soll sich das Euter erholen und das ungeborene Kalb besser mit Nährstoffen versorgt werden. Nach der Geburt ist vor der Geburt – dieses unnatürliche Spiel wird so oft wiederholt, bis die Kuh zu entkräftet für eine weitere Runde ist. Dann wird die arme Kreatur geschlachtet. Und damit erlöst.

Man stelle sich vor: Menschenkinder werden kurz nach der Geburt von ihren Müttern getrennt und mit einem Ersatzpamps gefüttert. Die Mütter werden täglich mehrmals »gemolken« und die Milch einer anderen Spezies zur Verfügung gestellt ...

für wen Kuhmilch eigentlich gedacht ist (»Für die Kälbchen natürlich, Mami!«), welche natürliche Aufgabe Eier haben (»Darin wachsen doch die Küken, stimmt's?«) und dass jede Kreatur ein Recht auf ein langes, gutes und qualfreies Leben haben sollte. Ein gutes, kindgerechtes Gespräch, das seine Wirkung tut. Sie scheint jedes Argument zu verstehen, nickt ausdauernd und schaut hin und wieder betrübt, weil ihr die Tiere leidtun. Wie die meisten Kinder mag auch sie (fast) alle Tiere. Sogar Kleinstlebewesen wie Schnecken, Marienkäfer und Ameisen. Was manchmal anstrengend ist, weil sie sie gern zu Hausmitbewohnern macht. Wenn Nellie mal wieder liebevoll Tupperdosen für die frisch gefangenen Insekten herrichtet, es ihnen darin mit allerlei Pflanzenteilen gemütlich macht, komme ich mir vor wie in einer Special-WG. In manchen Wochen bewohnen zehn Mal mehr Insekten als Menschen das Haus. Natürlich bekommt jeder neue Zugezogene einen netten Namen, wie Schnucki-Schnecki, Blinki-Marini oder A-Meisi. Leider kommt es immer mal wieder aufgrund der liebevollen, aber nicht artgerechten Behandlung zu Todesfällen. Aber viele der Gefangenen zeigen eine erstaunliche Ausdauer. Halten sie durch, werden die meisten nach einigen Tagen der Erforschung wieder in die Freiheit entlassen – wenn Nellie sie nicht vergisst. Werde ich als Aufräumbeauftragte fündig, bringe ich jedes Insekt zurück in den Garten. Frei nach dem Motto: Alles raus, was keine Miete zahlt!

Nellie wäre nicht Nellie, wenn sie dann nicht protestieren und bei einer Tierliebe/-quälerei-Diskussion nicht nachhaken würde: »Mama, dürfen wir denn im Sommer eigentlich überhaupt mit dem Auto über die Autobahn fahren? Da kleben dann doch immer sooo viele Insekten an der Scheibe! Ist das Tiermord?« Dann nach kurzem Schweigen: »Der Leon aus der Kita hat doch schon so lange Läuse. Sind die Eltern veganisch? Sonst würden die die Viecher doch abtöten, oder?«

Gute Frage. Wer weiß? Meine Tierliebe endet jedenfalls quasi bei allen Insekten. Gegen Fliegen, Mücken, Pferdebremsen, Schnecken und Ameisen reagiere ich mental ziemlich allergisch. Vor allem, wenn sie in meine Nähe kommen oder sich unerlaubt ins Haus wagen. Meine klare Haltung: Nur eine tote Mücke ist eine gute Mücke! Wobei die Art des Insektes variabel ist. Bisher hatte ich damit auch kein großes ideologisches Problem. Schließlich sorgt die Natur ja unermüdlich für Nachwuchs, da wird es ja wohl auf die paar von mir erschlagenen oder aufgesaugten nicht ankommen, oder? Die Schöpfung ist sich der weit verbreiteten Antipathie garantiert bewusst, deshalb macht sie auf Masse. Meine vegane Einstellung endete bisher da, wo das große Krabbeln, Stechen und Schleimen beginnt – ich bin gespannt, ob das nach den Veganwochen immer noch so ist.

Zum Abschluss stelle ich Nellie eine praktische Frage: Welche Gerichte ohne Fleisch, Fisch, Eier und/oder Milchprodukte sie sich wünschen würde. Ihre prompte Antwort: Kartoffelpuffer mit Apfelmus! Und Lasagne mit Brokkoli und Blumenkohl! Und alles mit diesem Küss-Küss! Ich stutze kurz, doch dann wird mir klar, dass sie Couscous meint. Na, immerhin! Hoffen wir, dass ihr im Laufe der nächsten Wochen noch mehr einfällt. Und mir auch.

6. April, Mittwoch: Schwieriger Start mit Gipsgeschmack und Schweineborsten

Der Morgen beginnt gar nicht gut. Ganz motivierte Veganerin, die ich ab heute sein will, bereite ich mir einen Latte macchiato mit dem gestern gekauften »Sojadrink Natur« zu. Bäh! In dem Moment, als ich den ersten Schluck nehme, weiß ich wieder, warum ich immer noch keine Sojamilch mag. Konsistenz und Geschmack haben sich in den letzten 20 Jahren nicht verändert – beides erinnert mich immer noch an angerührten Gips. Wie schade. Und appetitzerstörend. Eigentlich wollte ich Nellie einen Sojamilch-Kakao anrühren, aber die Zeit kann ich mir sparen. Bevor sie mir dieses Gesöff über den Tisch spuckt, gieße ich den Rest des Sojadrinks lieber gleich in den Ausguss. Und meinen Latte macchiato gleich hinterher. Meine morgendliche Experimentierfreude hat schon jetzt ein Ende, deshalb bereite ich mir als zweiten Versuch einen Caffè Crema mit sehr wenig (Kuh-)Kondensmilch zu. Schmeckt auch nicht besonders, aber sehr viel besser als der Sojaversuch. Zum Glück gibt es noch einige andere Getreidemilchsorten, durch die ich mich durchtesten kann. Ich bin gespannt, ob eine dabei ist, die mir tatsächlich schmeckt. Soja ist jedenfalls nicht meins.

Kaum ist die Getränkefrage halbwegs abgearbeitet, wartet die nächste Herausforderung in Form einer Brotscheibe auf mich. Eigentlich bin ich froh, endlich wieder ein wenig mehr Vollkornbrot essen zu dürfen. Nun liegt es vor mir, und ich mag doch nicht reinbeißen. Weil ich gestern Abend gelesen habe, dass Bäcker zur Brotherstellung häufig eine Aminosäure (L-Cystein) verwenden, die angeblich aus Schweineborsten, Vogelfedern oder gar Menschenhaar stammen soll. Ich betrachte die Brotscheibe argwöhnisch – sind da wirklich Schweineborstenpartikelchen drin? Nur, damit der Teig besser formbar wird und nicht an den Maschinen klebt? Eigentlich kaum vorstellbar. Aber wohl doch wahr. Besonders gemein finde ich, dass ausgerechnet diese Aminosäure außerdem dafür sorgen soll, dass frisch gebackenes Brot so lecker riecht. Ich denke an die vielen Male, wo mich dieser Duft in eine Bäckerei gelockt hat. Und mich später in das Brot hat beißen lassen. Ich kann – im Nachhinein betrachtet – nichts Schlimmes daran finden. Aber jetzt ist alles anders, denn ich bin vegan. Ich checke die Möglichkeiten: Abgepacktes Brot mit Zutatenliste kaufen? Bringt nichts, denn Schweineborsten bzw. L-Cystein werde ich in der kleinbuchstabigen Übersicht nicht finden, weil nicht deklarierungspflichtig. Die wenigen kleineren Bäckereien abklappern und bei jedem Brotkauf nachfragen, ob die tierische Teighilfe verwendet wurde? Oder lieber gleich mein Brot selber backen? Ich bin unschlüssig bis ratlos. Doch da fällt mir zum

Gut zu wissen: *KINDGERECHTER VEGANISMUS?*

Eltern, die sich und ihre Kinder konsequent vegan ernähren, sind immer noch eher selten. Das mag daran liegen, dass viele Ernährungsexperten eindringliche Warnungen wie »Achtung, Mangelernährung droht!« aussprechen. Immer wieder werden Geschichten von Kindern erzählt, die aufgrund einer veganen Ernährung mit Folgen wie Blutarmut, Gehirnschwund und Entwicklungsverzögerungen zu kämpfen haben. Vermutlich gibt es diese bedauerlichen Einzelfälle tatsächlich, aber in der Bevölkerung tobt ein veganes Schreckgespenst, das mit der Realität nichts zu tun haben muss, wenn man einige Aspekte beachtet: Will man Kinder vegan ernähren, sollte man nicht nur die strittigen Lebensmittel vom Familienspeiseplan streichen, sondern sich intensiv mit den möglichen Mängeln beschäftigen – wo drohen sie tatsächlich, wie kann man sie verhindern bzw. ausgleichen? Die Botschaft: Wenn es Eltern gelingt, die Familienernährung vollwertig und nährstoffreich zu gestalten, sind keine größeren Probleme zu erwarten. Wer auf Nummer sicher gehen will, dem wird empfohlen, mit einer veganen Ernährung erst nach den ersten 24 Lebensmonaten zu starten. Hilfreich kann auf jeden Fall die Unterstützung durch einen Kinderarzt sein, der sich mit der veganen Lebensweise auseinandersetzt.

Eine größere Schwierigkeit als die optimale Nährstoffversorgung ist in vielen Familien eher die Frage: Wie gewöhne ich meinen Nachwuchs an die vegane Ernährung? Die meisten Kinder sind sensible Gewohnheitsesser; je länger sie Fleisch, Eier und Milchprodukte gegessen haben, umso schwerer lassen sie davon ab. Und die wenigsten finden Getreidedrinks und Co. ab dem ersten Schluck oder Bissen lecker. Deshalb lautet die erfolgversprechende Devise: Je jünger das Kind, desto weniger Aufstand ist zu erwarten!

Glück ein, dass mein guter alter Brotbackautomat noch auf dem Dachboden stehen müsste. Wenn ich ihn finde, werde ich einen Versuch wagen – sofern er noch anspringt. Diese Idee gefällt mir tausend Mal mehr, als einer armen Bäckereifachverkäuferin oberkluge Fragen stellen zu müssen, die uns beide bloßstellen könnten.

Zurück zu Nellies Kita-Frühstücksbrot. Das muss *jetzt* geschmiert werden, also führt kein Weg an den Laibscheiben vorbei, die gerade vor mir liegen. Also gräme ich mich nicht länger, sondern zaubere mit veganem Paprikaaufstrich, Gurkenscheiben und Salatblatt ein schmackhaftes Vesper, das Nellie garantiert schmecken wird. Anschließend ergänze ich meine Vegan-To-do-Liste: Brotrezepte heraussuchen, Brotbackautomaten reanimieren. Und hoffen, dass es keine geschmacklichen Fehlversuche gibt. Sonst steht demnächst die erste kindliche Meuterei bevor.

Apropos Nährstoffversorgung – mittags habe ich einen Termin bei meiner Hausärztin. Meine Blutergebnisse sind da und eigentlich besprechungs*un*würdig. Trotzdem gehe ich hin, um mir ihre Meinung anzuhören. Es gibt nichts zu kritisieren, sie ist rundherum zufrieden mit mir und meinen Werten. Dann erstaunt sie mich doch: Sie fragt mich nach einem Termin für ein Ernährungscoachings-Vorgespräch! Vielleicht wirkt sich mein guter Zustand positiv auf ihre Motivation aus? Möglich. Auf jeden Fall bin ich sehr erfreut.

Am frühen Abend reißt sich ein kleiner Zeitungsartikel meine Aufmerksamkeit unter den Nagel: Lass dir ein Paket mit netten veganen Produkten und Produktproben nach Hause schicken! Eine interessante Idee, die mich sofort neugierig macht. Also schnell ins Netz, Homepage durchgestöbert und eine Probierbox geordert. Alles prima, doch dann die Ernüchterung: Lieferzeit ca. 10 Tage. Das ist nix für ungeduldige Menschen wie mich, aber ich beschließe, trotzdem gespannt zu bleiben – auf den Inhalt, aber auch, ob das Preis-Leistungs-Verhältnis *nicht* dem des veganen Supermarktes entspricht. Und ich mich deshalb bei dieser Variante weniger ausgeraubt fühlen kann. Mal sehen!

Geduld gehört nicht zu den Top Ten meiner Stärken; Hunger längere Zeit auszuhalten auch nicht. Also begebe ich mich in die Küche, um das Familienabendessen zuzubereiten: ein schnelles (rotes) Linsencurry an Dinkelspaghetti*. Schmeckt der ganzen Familie und ist zudem noch reich an pflanzlichem Eiweiß und Ballaststoffen. Vegan kann doch richtig lecker sein!

9. April, Samstag: Vegane Außer-Haus-Erfahrungen

Als ich morgens aufwache, ist mir nach Haferflockensuppe. Aber wie soll ich den guten Geschmack hinbekommen, ohne Kuhmilch zu verwenden? Eine spannende Frage, die mich das Notebook hochfahren lässt. Aber leider basieren die meisten Rezepte, die ich auf die Schnelle finde, auf Sojamilch. Bäh! Aber dann finde ich eines mit Mandelmilch, das ich schnellstmöglich testen will.

Ich kaufe also Mandelmilch, gieße diese in den Topf und nehme mir vor, bei der nächsten Gelegenheit eigene Mandelmilch* zu produzieren. Zum Glück schläft der Rest der Familie noch, sodass ich ein Haferflockentestsüppchen in Ruhe kochen und – wenn nötig – unauffällig entsorgen kann. Muss ich aber nicht, denn es schmeckt erstaunlich gut! So gut, dass ich gleich eine größere Menge nachkoche, die für alle reichen dürfte. Der Duft zieht in die obere Etage und weckt den kleinen Geist. Nellie liebt Haferflockensuppe, und ich hoffe, sie wird auch diese Variante akzeptieren. Macht sie. Anstandslos. Isst mit großem Appetit. Ich bin begeistert! Ein guter Start in einen neuen veganen Tag, der uns noch

Gut zu wissen: MANDELMILCH – EIN SUPERFOOD?

Viele Jahre war Sojamilch *das* Milchersatzgetränk der Vegetarier und Veganer. Seit einiger Zeit erobern sich jedoch andere Milchersatzprodukte mehr und mehr Marktanteile – allen voran Mandelmilch. Nicht nur, weil sie geschmacklich deutlich angenehmer ist, erfreut sie sich immer größerer Beliebtheit. Sondern auch, weil Mandeln per se einen guten Ruf haben. Nur leider enthält die im Handel (teuer) angebotene Variante nicht mehr besonders viel von der Mandel – die Hauptzutaten sind Wasser und Zucker; der Mandelanteil macht nur ca. 2% aus. Hinzu kommen Emulgatoren und Stabilisatoren die die Konsistenz des Produktes möglichst lange erhalten sollen. Insgesamt eher kein vollwertiges Ersatzprodukt, zumal Mandelmilch außerdem mit deutlich weniger Protein als Kuhmilch aufwartet und in der Folge nicht so lange satt hält.

Vor der fragwürdigen industriellen Herstellung kommt der Anbau, der ebenfalls durchaus kritisch betrachtet werden sollte: aufgrund der weltweit wachsenden Nachfrage werden immer mehr durstige Mandelbäume in Monokultur gepflanzt – Hauptanbaugebiet ist interessanterweise Kalifornien, das sowieso schon unter zunehmenden Dürren und Wassermangel leidet. Also bohren die Farmer dort immer tiefere Brunnen und setzen Pestizide in großen Mengen ein, um den Ertrag zu sichern. Massenhaftes Bienensterben gibt es gratis dazu.

Wer trotzdem Mandelmilch als Alternative verwenden möchte, sollte diese selber (möglichst aus südeuropäischen Mandeln) herstellen – das ist zwar deutlich zeitaufwändiger als der Griff ins Supermarktregal, aber dafür weiß man, was man trinkt!

allerhand Überraschungen und Erfahrungen bescheren soll, schließlich habe ich für heute den Besuch einer veganen (!) Fleischerei (!) und eines veganen Restaurants geplant. Ich bin sehr gespannt; Nellie und Alex würden lieber ins Kino gehen. Spielverderber!

Wir einigen uns auf einen Kompromiss: Erst geht's in die Fleischerei, dann ins Kino und abends in ein spontan ausgewähltes Restaurant.

Gesagt, getan. Allerdings gerät unser straffer Zeitplan noch vor dem ersten Ziel durcheinander, weil die ganze Stadt zugestaut zu sein scheint. Und wir natürlich mittendrin. Eine dreiviertel Stunde später als geplant kommen wir in der veganen Fleischerei an, in der gerade nicht viel los ist. Die Auslagen (auf Seitan- oder Lupinenbasis) sehen durchaus ansprechend aus; die Preise eher weniger. Aber das kenne ich ja schon. Sondernahrung verlangt nach Sonderpreisen.

Alex studiert währenddessen das Bistro-Angebot und deutet an, dass er sich durchaus vorstellen könnte, etwas davon zu probieren. Die Burger zum Beispiel. Die Gelegenheit muss genutzt werden, also bestellen wir die drei Burgervarianten auf Lupinenbasis, die das Bistro hergibt. Jeder beißt herzhaft in sein Exemplar, und gegen alle Erwartungen genießt auch Nellie ihren Burger. Alle probieren von jeder Variante und alle haben einen Favoriten. Ich persönlich finde alle drei lecker und freue mich, dass wir den mühseligen, weil verstauten, Weg auf uns genommen haben. Hat sich gelohnt!

Glücklicherweise haben wir keinen bitteren Beigeschmack feststellen können, was vielleicht daran liegen könnte, dass das Burger»fleisch« nur relativ wenig Lupineneiweiß enthalten hat? Egal, uns haben die Burger so gut gesättigt, dass im Kino keiner das Bedürfnis hegt, irgendwelche Knabbereien erstehen und vertilgen zu müssen. Nicht mal Nellie, was schon erstaunlich ist. Ich denke automatisch und kurz über

Gut zu wissen: SIND LUPINEN DAS NEUE SOJA?

Noch gilt die Lupine als Geheimtipp, aber glaubt man den Experten, könnte sich das in den nächsten Jahren durchaus ändern. Nicht erst seitdem die Nachteile der Soja(-produkte) immer offensichtlicher werden, wird im Pflanzenreich nach proteinreichen Alternativen gesucht.

Dass Lupinen über besonders hochwertiges Eiweiß verfügen, ist nicht neu. Allerdings sorgten pflanzeneigene Bitterstoffe lange Zeit dafür, dass ihre Bohnen als ungenießbar galten. Außerdem waren sie schwer verdaulich, was auch nicht gerade zu ihrer Beliebtheit beitrug. Beides änderte sich erst, als es in den 1920er-Jahren gelang, die sogenannten Süß-Lupinen zu züchten. Diese Sorten waren zwar entbittert, wurden aber in unseren Breiten trotzdem kein Hit, weil sie der Bevölkerung nur als ungeliebter, wenig wohlschmeckender Kaffee-Ersatz kredenzt wurde, der die schlechten Zeiten deutlich machte.

Doch jetzt sieht es so aus, als würde sich das schlechte Image umkehren. Seit Kurzem verkaufen sich Lupinenerzeugnisse/-produkte besser: in Form von Mehl und Schrot, in Brotaufstrichen, Eiweißpulvern, aber auch in Joghurt oder Eis. Glaubt man Ernährungsexperten, könnte die Süßlupine *die* neue pflanzliche Quelle für essenzielle Aminosäuren werden – also für all jene, die der menschliche Körper nicht selber herstellen kann. Schon jetzt werden der Lupine wahre Wundereigenschaften nachgesagt, wie positive Auswirkungen auf Blutdruck, Cholesterinspiegel und als Schutz vor Darmkrebs. Was es noch zu beweisen gilt.

Ein Vorteil ist jedoch schon jetzt nicht von der Hand zu weisen: Süß-Lupinen enthalten nur ca. 3% Kohlenhydrate. Gut für den Blutzuckerspiegel. Und damit auch eine gute

Alternative für Low-Carb/No-Carb-Anhänger. Wobei sich alle erst einmal an den trotzdem noch leicht bitteren Geschmack gewöhnen müssten.

die obligatorische Packung Eiskonfekt nach – aber da die aus Milch hergestellt sind und ich ohne Appetit bin, verfliegt der Gedanke so schnell wieder, wie er gekommen ist.

Zweieinhalb Stunden später verlassen wir das Kino und begeben uns auf vegane Restaurantsuche. Da ich mir nicht sicher sein konnte, dass meine Familie tatsächlich zu ihrem Wort steht, habe ich vorher nicht groß recherchiert oder gar einen Tisch reserviert. Aber da ich gelesen hatte, dass es in Berlin mehr als 300 vegane Restaurants geben soll und wir uns gerade in einem der innsten In-Bezirke der Stadt aufhalten, dürfte es doch kein Problem sein, etwas Passendes zu finden? Ist es tatsächlich nicht, wie mir mein Smartphone verrät. Nur einige Querstraßen von uns entfernt soll sich eines der besten und angesagtesten veganen Restaurants der Stadt befinden. Wir machen uns auf den Weg, und als wir ankommen, müssen wir feststellen, dass »angesagt« auch hier nichts anderes als »total überfüllt« bedeutet. Na super! Der Blick des gestressten Kellners ist unmissverständlich: Ohne Reservierung geht hier gar nichts! Aber dann hat er so etwas wie Mitleid und bietet uns einen kleinen Tisch an, der allerdings erst in ca. einer Stunde frei werden soll. Wenn wir so lange warten wollen …? Wollen wir nicht. Stattdessen ordern wir einen Tisch für Sonntag in vier Wochen (»Vorher ist leider nichts frei, wir sind komplett ausgebucht!«) und fahren spontan bei Freunden vorbei, die ganz in der Nähe wohnen. Die Freunde sind überrascht-erfreut und äußerst gastfreundlich, aber nicht wirklich auf veganen Besuch eingerichtet.

Gut zu wissen: ÜBERRASCHENDE FRUCHTSAFTFAKTEN.

Dass *reiner Fruchtsaft* zu 100% aus Frucht bestehen muss, ist allgemein bekannt. Er gilt als die gesündeste Variante und wird häufig frisch gepresst und dann unverdünnt getrunken. Dabei enthalten die meisten Sorten extrem viel Fruchtzucker, der langfristig dick machen kann, genauso wie Softdrinks. Deshalb sollte reiner Fruchtsaft unbedingt mit Wasser verdünnt werden!

Fruchtnektar hat den schlechtesten Ruf von allen Fruchtsaftvarianten; er gilt als mit Wasser und Zucker gepanscht und damit als qualitativ schlecht. Dass manche Fruchtsorten jedoch nur verdünnt überhaupt als Saft genießbar sind, wissen viele nicht. Bananen- oder Mangosaft wären zum Beispiel aufgrund des hohen Fruchtfleischanteils in purer Form viel zu dickflüssig, um überhaupt abgefüllt, geschweige denn getrunken werden zu können. Oder würden Beerensäfte wie schwarze Johannisbeere nicht verdünnt und gesüßt, würde niemand, weil viel zu sauer, zugreifen. Vielfalt hat eben in vielerlei Hinsicht ihren Preis!

Deutlich wertvoller als der 100%ige Fruchtsaft ist der sogenannte *Muttersaft*: Um diese relativ unbekannte und ziemlich teure Variante herzustellen, wird die gesamte Frucht gepresst, der Saft direkt abgefüllt und kaum geklärt. Es wird chemisch nur minimal eingegriffen, was den Vorteil hat, dass die meisten der natürlichen Inhaltsstoffe erhalten bleiben.

Das ist der Nachteil an einschränkenden Ernährungsexperimenten und unverabredeten Stippvisiten. Man sieht Alex an, dass er aufgrund der Umstände auf ein Stück Fleisch hofft, aber wir Frauen müssen ihn enttäuschen. Nachdem wir die Vorräte inspiziert haben, einigen wir uns auf einen üppigen

Vorspeisen-Salat und Spaghetti Bolognese*. Ohne Fleisch. Dafür aber mit Soja-Geschnetzeltem. Das aus einer Tüte stammt, die im Küchenschrank wohl schon etwas länger auf ihren Einsatz gewartet hat. Gut, dass wir da sind, denn das Mindesthaltbarkeitsdatum ist schon um einige Wochen überschritten. Macht nichts. Wir sind sicher, dass uns das Geschnetzelte schon nicht umbringen wird. Also kochen wir Frauen los, während die Männer wichtige Dinge zu besprechen haben: neue Biersorten. Und natürlich die aktuellen Bundesliga-Dramen.

Zum Essen wird uns Wein und Nellie Fruchtsaft angeboten, der sich jedoch als gesüßter Fruchtnektar entpuppt. Nellie ist die Zusammensetzung des Saftes schnurz, und ich habe ja meinen Wein. Satt, zufrieden und leicht beschwipst fahren wir nach Hause

12. April, Dienstag: Frauen und Männer in den besten Jahren

Heute bin ich mit meiner Freundin Anna zu einem Recherche-Frühstück verabredet. Also trinke ich nur einen Tee und schaue Nellie dabei zu, wie sie zwei der Mandel-Pancakes* genießt, die ich ihr auf die Schnelle zubereitet habe. Den Teig hatte ich bereits gestern Abend angesetzt, also ging es heute Morgen nur noch ums Backen. Ein kleiner Aufwand, der sich unbedingt lohnt, denn Nellie liebt diese kleinen Pfannkuchen ohne Eizusatz. Drei der fünf gebackenen packe ich ihr in die Frühstücksbox, dazu einen Apfel, eine Handvoll Cocktailtomaten und zehn Walnusshälften. Ein perfektes veganes Mahl, das meine Kleine ganz sicher bis auf den letzten Krümel aufessen wird.

Wir radeln gemeinsam zur Schule, verabschieden uns, und ich fahre weiter zu meiner Frühstücksverabredung. Anna hat mit mir – wie die meisten meiner Freundinnen – etwas Gravierendes gemeinsam: Wir haben die 40 überschritten und gehen strammen Schrittes auf die 50 zu. Ich persönlich finde, dass dieser Umstand nicht allzu viele Nachteile und sogar einige Vorteile hat. Aber glaubt man der gängigen Philosophie, müssten wir nun allesamt problembehaftet mit den Wechseljahren kämpfen. Und unter ihnen leiden. Da scheint tatsächlich etwas dran zu sein, denn neuerdings höre ich immer öfter den Satz: »Das müssen die Wechseljahre sein!?« Die sollen schuld sein, wenn's mit dem Abnehmen und dem Sex nicht (mehr) klappt, wenn Singles niemanden mehr finden, der Sport keinen Spaß mehr bringt oder das Haar büschelweise ausfällt. Hm, ich weiß nicht. Klar kann es sein, dass sich der Körper hormonell und auch anderweitig umstellt, aber deswegen alle Unpässlichkeiten aufs Klimakterium schieben? Nee, das passt nicht zu meiner positiven Grundeinstellung – also beschließe ich für mich, dass die Wechseljahre nichts für mich sind und ich sowieso keine Zeit für so einen Kladderadatsch habe!

Annas Einstellung ist nicht ganz so entspannt. Sie empfindet sich im Umbruch und hadert mit den vielen kleinen und größeren Veränderungen, die sich ihrer Meinung nach in den letzten Monaten angesammelt haben: trockenere Haut, häufigere Erschöpfung, allgemeine Lustlosigkeit. Ok, das mit der trockenen Haut und der Müdigkeit kommt mir bekannt vor, aber ob das wirklich an den Hormonen liegt? Während wir süß und fast-vegan frühstücken (Brötchen, Butter, Mandelmus, Marmelade, Käse, Mandelmilchkaffee), checken wir unser jeweiliges Stressvolumen. Anna hält sich für mittelmäßig belastet und sieht auch ansonsten keine Gründe für die Symptome. Ich berichte ihr von meinem derzeit recht hohen Stresslevel und meiner Vermutung, dass die Müdigkeit daher kommt. Außerdem glaube ich, dass ich nicht genügend Flüssigkeit aufnehme. Ich finde alle möglichen Begründungen, sie schiebt alle Probleme auf den Östrogenmangel. Wir diskutieren über das Für und Wider von Frauenarztbesuchen und der eventuell daraus folgenden Substitution. Ich erzähle ihr, dass asiatische Frauen nicht unter den hier so weit verbreiteten Wechseljahrbeschwerden leiden sollen. Und dass es in der japanischen Sprache nicht mal ein Wort für »Wechseljahre« geben soll. Anna ist erstaunt und schöpft ein wenig Hoffnung. Sie könnte sich durchaus vorstellen, einen neuen Lebensabschnitt zu akzeptieren, wenn es keine so unschönen Einschränkungen gäbe! Aber wie soll das gehen?

Als gute Freundin und Ernährungsexpertin erinnere ich sie daran, dass es stets klug ist, in allen Lebensphasen für eine gute Ernährung zu sorgen. Und dass ein Drehen an der Nahrungsmittelschraube durchaus gute Erfolge bringen kann. Wir lassen uns den zweiten Kaffee schmecken und philosophieren darüber, ob der Veganismus als optimale Wechseljahrernährung taugen könnte.

Anna will mehr wissen, also verabreden wir ein weiteres Treffen. Jetzt muss ich los, eine Klientin wartet auf mich in der Stadt. Nach dem Coaching habe ich Hunger, aber keine Zeit, um in einem (veganen) Restaurant zu essen. Leider habe ich auch nichts eingepackt, sodass ich gezwungen bin, auf einer belebten Einkaufsstraße nach veganem Schnickschnack Ausschau zu halten.

Mir fällt eine Liste ein, die mir neulich in die Hände fiel: »Vegan unterwegs«. Die Auflistung enthielt Vorschläge, die mich immer noch den Kopf schütteln lassen: »Pommes von Mc Dings oder Herrn Königsburger sind vegan. Oder diese Laugenbrezeln von Firma Klatsch!« Hallo, Leute, geht's noch? Das soll gesunde, ausgewogene Pflanzenkost sein? Unglaublich! Noch unglaublicher ist, dass ich tatsächlich an

Gut zu wissen: *VEGAN DURCH DIE WECHSELJAHRE?*

Sich vegan zu ernähren, liegt besonders bei den Frauen im Trend, die den 40. Geburtstag bereits hinter sich haben. Viele von ihnen schwören auf die restriktive Pflanzenkost, weil sie nicht nur den Ruf hat, gesund zu halten, sondern auch, weil sie durch den relativ niedrigen Energiegehalt dazu beitragen kann, hormonell bedingte *Gewichtszunahmen* zu verhindern.

Ein weiteres Argument, auf das viele Frauen in den mittleren Jahren durchaus ansprechen: Der hohe Gehalt an *Antioxidanzien* (Betacarotin, sekundäre Pflanzenstoffe, Vitamin E etc.) soll die Haut vor dem Altern schützen, also quasi Faltenbildung verzögern.

Dazu kommt, dass sich der hohe *Ballaststoffgehalt* nicht nur positiv auf den östrogenbedingt trägeren Darm auswirkt; die unverdaulichen Pflanzenteile verhindern zusätzlich starke Blutzuckerabsenkungen, die im Verdacht stehen, Hitzewallungen auszulösen.

Unmengen dieser Art »veganer« Snacks vorbeilaufe. Überall schnelle Kohlenhydrate und Omega-6-Katastrophen. Braucht kein Mensch, aber ich befürchte, dass vermutlich viele (junge?) Veganer dieses Zeug als akzeptabel einstufen.

Ich lasse mich auf nichts ein. Dann lieber in den Supermarkt und zwei Bananen abgewogen, bezahlt und verspeist. Die haben zwar ebenfalls viele Kohlenhydrate, aber auch massig Vitamine und Co. Außerdem halten sie eine Weile vor und bewahren mich vor unschönen essbaren Verlegenheitskäufen.

Abends habe ich heftigen Appetit auf Gemüsiges. Ich kreiere eine exotische Radieschen-Blumenkohl-Tomaten-Curry-Pfanne*, die nicht nur superlecker, sondern auch noch no-carb-vegan ist.

17. April, Sonntag: Kohlenhydrate, Kalzium und andere Katastrophen

Wieder ein Sonntagsfrühstück ohne Ei. Dafür viele Kohlenhydrate. Ich merke, wie mein Appetit mehr und mehr schwindet – ein eindeutiges Zeichen, dass ich dringend Abwechslung brauche. Müsli, Brot, Brötchen, Wraps, Pancakes reizen sich mich kaum noch und bekommen mir auch nicht besonders. Ich spüre, dass die Carbs meinen Stoffwechsel viel mehr belasten, als es ein eiweißreiches Frühstück tun würde. Ich muss an einen Satz denken, den ich neulich in einer Fachzeitschrift gelesen habe: »Die erste Mahlzeit des Tages bestimmt den Blutzuckerspiegel der nächsten 24 Stunden!« So wahr! Wie leicht wäre es jetzt, ein paar Eier in die Pfanne zu hauen, aber nein, ich denke schnell an die armen Hühner und beschließe semimotiviert, lieber ein paar Löffel Haferflocken in Mandelmilch zu essen und später mal wieder nach weiteren carb-armen veganen Frühstücksrezepten zu suchen.

Mittags mache ich mich auf die Suche, allerdings mit wenig Erfolg. Während ich die sich immer ähnelnden Rezepte durchforste, habe ich plötzlich Appetit auf echte Buletten. Aus Fleisch. Ich bin irritiert und versuche mich mit Fachliteratur abzulenken. Ich lese, dass viele Veganer scheinbar (noch) kein Problem mit Kohlenhydratbomben haben. Sie essen sie einfach und fühlen sich gut damit, solange sie aus Vollkorn sind. Andere sind problembewusster und essen schon zum Frühstück Salat und anderes rohes Gemüse. Das ist für mich und den Rest der Familie – geschmacklich gesehen – einfach zu viel Grünzeug. Dann lieber exzessive Obstgelage? Ach nee, geht ja auch nicht, zu viel Fruchtzucker.

Es bleibt schwierig. Und dazu unbefriedigend. Denn obwohl ich extrem viel Gesundes wie Gemüse, Obst und Nüsse esse, fühle ich mich irgendwie mangelernährt.

Gut zu wissen: *KALZIUM-PHÄNOMEN UND VITAMIN-B12-PROBLEM.*

Nach aktueller Expertenmeinung sollte ein erwachsener Mischköstler oder Ovo-Lacto-Vegetarier pro Tag ca. 1000mg *Kalzium* zu sich nehmen, um vor Osteoporose geschützt zu sein. Für Veganer lautet die Empfehlung: 500mg reichen! Brauchen Veganer wirklich weniger? Nein, der Bedarf ist der gleiche, aber Normalesser sorgen durch ihren hohen Fleisch- und Milchproduktekonsum dafür, dass körpereigenes Kalzium regelrecht aus den Knochen herausgeschwemmt und über die Nieren ausgeschieden wird! Auslöser sind die in diesen Lebensmitteln natürlicherweise enthaltenen schwefelhaltigen Aminosäuren und auch Phosphate, die den Körper übersäuern. Um dem entgegenzuwirken, benötigt der Organismus Kalzium, das er sich aus den Knochen holt. Das so verlorene Kalzium muss zusätzlich zum eigentlichen Bedarf aufgenommen werden, ansonsten droht Osteoporose. Also genau die Krankheit, wegen der bisher empfohlen, wurde, möglichst viele Milchprodukte zu konsumieren! Veganer sind deutlich besser dran – wenn viel kalziumreiches Gemüse auf ihrem Speiseplan steht. Denn pflanzliches Kalzium verursacht keine Ausschwemmungen und kann vom Körper außerdem meistens deutlich besser aufgenommen und verwertet werden. Gute vegane Kalziumquellen sind z.B. kalziumreiches Mineralwasser, angereicherte Pflanzenmilch, (dunkel-)grünes Gemüse, Bohnen, Wildpflanzen, Kräuter, Sesamsamen, Haselnüsse, Mandeln.

Während man den Kalziumbedarf als Pflanzenköstler gut in den Griff bekommt, stellt *Vitamin B12* ein echtes Problem dar. Dieser Wirkstoff, der für das Nervensystem, die Zellteilung und Blutbildung äußerst wichtig ist, kann nämlich weder von Menschen, Tieren oder Pflanzen selbst hergestellt werden. Erstaunlicherweise wird er, obwohl er so relevant ist, ausschließlich von Mikroorganismen (Bakterien und Hefen) produziert, und zwar vorwiegend auf Pflanzenoberflächen. Vitamin B12 gedeiht also auf Gemüse, Gräsern und Co.; würden wir Menschen dieses vor dem Verzehr nicht abwaschen, hätten wir kein B-12-Problem. Machen wir aber. Aus vielen guten Gründen. Anders bei den Tieren: Deren Futter gelangt in der Regel ungereinigt in die Tröge, also fressen diese das wertvolle Vitamin mit und deponieren es in Organen und Fleisch. In den menschlichen Organismus gelangt es, wenn wir Innereien und Fleischteile verzehren. Und zwar nur so. Schlecht für die, die vegetarisch oder vegan leben wollen. Für sie bleibt nur der Griff zur Tablette. Wobei das nach Expertenmeinung durchaus vertretbar ist, weil die Vorteile der fleischlosen Ernährung insgesamt viel stärker wiegen.

Ein Freund, der seine Tochter spontan zum Spielen vorbeibringt, bemerkt meine Laune und schiebt diese sofort auf das Ernährungsexperiment. »Wusstest du eigentlich, dass Salatblätter nicht mehr Vitamine haben als ein Papiertaschentuch?« Haha, sehr lustig. Aber zum Glück nicht wahr. Allerdings nützen die vielen sekundären Pflanzenstoffe, die in Salaten stecken, nur denen, die sie auch essen. Erwischt! Ich gebe zu, ich mag Möhren, Gurken, Bohnen, Paprika und Co. deutlich lieber als die meisten Salatsorten. Mich nervt das Waschen – entweder werden sie vom vielen Wasser trotz Salatschleuder-Intensiveinsatz labbrig, oder es knirscht zwischen den Zähnen, weil zu wenig gewaschen wurde. Das andere Gemüse kann man wenigstens schälen, wenn man die Gemüsebürste im Schrank lassen will. Aber trotz der enormen Mengen geschälten und ungeschälten Gemüses, die ich in der letzten Zeit zu mir genommen habe, kommen mir Zweifel – hat sich bei mir vielleicht doch schon irgendeine Unterversorgung eingeschlichen, die meinen Körper dazu bringt, mir diesen elenden Heißhunger auf Buletten, Eier und Milchiges aufzubürden?

Tja, hätten wir einen großen Bio-Garten, könnten wir Gemüse in größerem Stil selbst anbauen und ungewaschen essen. Der Nachteil: Noch mehr Arbeit. Eigentlich reicht mir der Aufwand, den wir mit unserem kleinen Gärtchen ($400m^2$) haben: Blumen und Rasen machen genug Arbeit. Also eher nix mit B-12-Selbstversorgung. Aber Moment mal, wir haben doch unsere Naschobst-Ecken: Himbeeren, Erdbeeren und Johannisbeeren und Süßkirschen wachsen dort. Und außerdem ziehen wir jedes Jahr noch ein bis zwei Tomatenpflanzen, die sogar Ertrag bringen, sofern sie die Tomatenfäule nicht vorzeitig dahinrafft. Jedenfalls wandern alle Früchte, die reif werden, direkt in den Mund. Ohne verwässernde Umwege. Womöglich sitzen auf unserem Naschobst auch diese Mikroben, die B12 produzieren? Dann wäre die Versorgung ja doch nicht so schlecht wie gedacht? Aber auch wenn nicht, muss ich mir zurzeit glücklicherweise noch keine Gedanken über etwaige Vitamintabletten machen – unsere B-12-Speicher sind dank Paleo, Low Carb und No Carb sicher noch prall gefüllt.

Aber meine Knochen machen mir Sorgen. Diese Sache mit der Kalzium-Ausschwemme scheint nicht ohne zu sein – es wäre nicht schön, wenn die vielen Milch- und Fleischprodukte der letzten Monate meinem Skelett zu schaffen machten. Ich muss an eine Tante denken, die seit Jahren an schwerer Osteoporose leidet. Eine schreckliche Erkrankung, die wirklich niemand braucht. Ob meine Tante wohl schon von den neuesten Erkenntnissen weiß? Vermutlich nicht, denn sie isst auf Empfehlung ihrer Ärzte noch immer viel

Käse und Quark, weil das angeblich den Verlauf verlangsamt …

Das Osteoporosegespenst hat dafür gesorgt, dass mir der Appetit auf Milchiges gleich wieder vergangen ist. Der Bulettengieper lässt sich jedoch nicht so schnell verjagen. Aber ich bleibe standhaft, was vor allem daran liegt, dass ich kein Gehacktes zu Hause und zudem keine Zeit zum Einkaufen habe. Lust zu kochen habe ich auch keine; also gibt es Brot mit veganen Aufstrichen, dazu allerlei Gemüsesticks und zum Nachtisch Apfelchips. Auch gut.

22. April, Freitag: Paradigmenwechsel und Pflanzen-Power-Post

Morgens gibt es schon wieder Brot. Ich finde einfach nichts, was Low-Carb-vegan ist *und* mir morgens schmeckt. Mir hängen Brot und Müsli zum Hals raus. Außerdem spüre ich immer deutlicher, dass mir die vielen Kohlenhydrate nicht guttun. Je mehr Carbs, umso mehr Energie- und Gewichtsschwankungen begleiten mich durch den Tag. Zudem habe ich dauernd Appetit und esse insgesamt öfter. Kurzum, ich fühle mich nicht wirklich wohl mit dieser Art der Ernährung. Neulich habe ich gelesen, dass Vollkornprodukte gewichtsgefährlich sein können, weil sie schnell zum Ersatz für Gemüse werden. Spannenderweise sehen die Ernährungsempfehlungen für Trend-Veganer morgens, mittags und abends Getreide(-Produkte) vor(!). Kohlenhydratjunkies kommen da voll auf ihre Kosten. Leider scheine ich auch wieder dazuzugehören – meine Carb-Sucht ist offenbar wieder voll ausgebrochen. Na super! Vielleicht sollte ich auf Rohkost-Total umsteigen? Also keine Nudeln, Reis etc. mehr? Ich weiß nicht. Raw Food soll ja auch seine Tücken haben, außerdem würde mir der Rest der Familie sicher einen Vogel zeigen, wenn ich jetzt zum Roh-Veganismus konvertiere.

Mein angestrengtes Nachdenken über das Wie-kann-es-vegan-Weitergehen? wird jäh unterbrochen, weil es an der Tür klingelt. Der Paketbote bringt die vegane Probier-Box! Einen besseren Moment hätte es nicht geben können – vielleicht inspiriert mich der Inhalt ja so sehr, dass ich neue Motivation und wieder Spaß am veganen Leben verspüre? Ich packe schnell und optimistisch aus – und bin irritiert. Hatte ich mir irgendwie anders vorgestellt, so ein Motivationspaket. Vielleicht ein dummer Zufall, aber ich kann mit dieser Zusammenstellung nicht viel anfangen: carbstrotzende Kekse, eine Art getrocknetes veganes Fertiggericht (Pilzrisotto), Olivenpaste (ich hasse Oliven, wussten die das denn nicht?!), eine Sonnenblumenölprobe (Hallo – schon mal von Omega-6 gehört?), Brotchips. Und noch ein paar andere, nicht wirklich spannende Lebensmittel. Dazu ein Stück Seife, Mascara und eine Probetube Gesichtscreme, alles garantiert vegan und tierversuchsfrei hergestellt.

Das Paket ist ausgepackt, und auch ich fühle mich seltsam leer. Das war alles? Hätte ich mir vielleicht eine andere Sorte Paket ordern sollen? Nein, ich denke, dass diese Art vegane Appetitmacherei nicht die richtige für mich ist. War ein Versuch, der mir Klarheit gebracht hat: Vegan zu leben ist längst keine gesellschaftliche Randerscheinung mehr, sondern ein für die Industrie lukratives Segment. Ganz klar an der teils unsinnigen Produktauswahl zu erkennen. Die soll den Menschen vor allem Lust aufs Kaufen von teuren, stark verarbeiteten Produkten machen, die das gute Gewissen weit nach vorne bringen.

Mich werden diese Produktproben sicher nicht zu weiteren Bestellungen motivieren. Denn von denen, die vor mir liegen, lockt mich keine so sehr, dass ich sie sofort ausprobieren würde wollen. Also räume ich die »Schätzchen« erst mal in den Küchenschrank und bringe die Kosmetika ins Bad. Wobei ich das Seifenstück auch gleich weiterverschenken könnte, denn wir bevorzugen Flüssigseife. Als ich Creme und Mascara im Spiegelschrank verstauen will, werde ich doch irgendwie neugierig. Ist sowieso gerade Zeit für eine visuelle Aufhübschung, also probiere ich bei der Gelegenheit beides aus: Die Creme lässt sich gut verteilen und riecht angenehm. Ob sie für mich wirklich taugt, werde ich sehr bald merken. Bin gespannt, ob meine zur Trockenheit neigende Haut demnächst spannt!

Die Mascara verhält sich so, wie ich es von einer guten Wimperntusche erwarte – gute Konsistenz, leichtes Auftragen, tiefschwarze Farbe. Mal sehen, ob sie auch nach Stunden da ist, wo sie hingehört oder ob ich sie als Produktempfehlung an Alice Cooper weitergeben kann.

Im Netz stoße ich auf eine Liste von großen Kosmetikfirmen, die sich den asiatischen Markt nicht entgehen lassen wollen. Und deshalb weiter Tierversuche durchführen. Zum Glück werden Firmen, die ethische und moralische Gründe vor Umsatz stellen, immer mehr. Allerdings findet man deren Produkte kaum in den »normalen« Drogeriemärkten, aber durchaus in Reformhäusern und (veganen) Bio-Märkten. Also heißt die Devise: suchet, so werdet ihr (vielleicht) finden!

In der Zwischenzeit hat sich meine Haut überlegt, dass ihr die Creme nicht besonders gefällt. Deutlich zu wenig Feuchtigkeit für ihre Bedürfnisse. Also werde ich wohl intensiver nach Alternativen Ausschau halten müssen, wenn ich auch in diesem Bereich anständig-vegan leben will. Ich werde es versuchen – aber die Suche beginnt erst, wenn die Tube meiner konventionell hergestellten Urea-Creme aufgebraucht ist. Moment mal, Urea? Oh weh, wer gibt eigentlich

Gut zu wissen:
TIERVERSUCHSFREIE KOSMETIK.

Der vegane Kosmetikmarkt boomt. Dabei bedeutet vegan in diesem Bereich erst mal nur, dass die Produkte keine tierischen Inhaltsstoffe enthalten dürfen. Leider heißt es aber nicht, dass Cremes, Deos und Co. nicht im Vorfeld in Tierversuchen auf Verträglichkeit getestet wurden.

Zwar gibt es seit 2013 strengere EU-Vorschriften, die nur noch eine Vermarktung von tierversuchsfreien Produkten erlauben – diese gelten aber nur für Erzeugnisse, die neu auf den Markt gebracht werden. Vorher eingeführte Produkte, die seinerzeit in für Tiere grausamen und schmerzhaften Prozeduren getestet wurden, dürfen weiterhin verkauft werden. Problematisch wird es für die Hersteller, die ihre Produkte auch außerhalb der EU verkaufen wollen – vor allem China besteht vor Einführung darauf, dass sämtliche Produkte vorher im Tierversuch getestet wurden. Diesen lukrativen Markt wollen sich bisher nur wenige Konzerne entgehen lassen, also lassen sie weiter Tiere leiden.

Aber auch wer als EU-Bürger glaubt, sich auf der sicheren Seite zu befinden, indem er nur »Ab-2013-Produkte« kauft, muss sich unter Umständen im Klaren sein, dass die Firma seiner Wahl weiterhin nicht ethisch einwandfrei agiert. Vielleicht nutzt diese auch noch eine unschöne Gesetzeslücke, die die EU-Regelungen hergeben? Denn diese beziehen sich ausdrücklich nur auf Inhaltsstoffe, die ausschließlich (!) für kosmetische Zwecke eingesetzt werden. Das bedeutet im Umkehrschluss: Verwendet ein Hersteller für seine Produkte zusätzlich chemische Substanzen, die z. B. auch in Medikamenten oder Reinigungsmitteln eingesetzt werden, landen darüber doch tierversuchsbelastete Stoffe in Creme, Deo oder Bodylotion. Denn anders als bei Kosmetika müssen (!)

diverse Produkte wie Wandfarben, Reiniger und Medikamente vor der Marktzulassung im Tierversuch auf Verträglichkeit getestet werden.

Wer also ganz sicher gehen will, dass für seine Handcreme keine Kaninchenaugen leiden mussten, sollte sich genauestens informieren und von alten Kaufgewohnheiten Abstand nehmen. Gute Alternativen gibt es glücklicherweise einige.

seinen Harnstoff für all diese Urea-Produkte her? Tier oder gar Mensch? Manche Fragen sollte man sich lieber nicht stellen …

Mache ich aber doch, denn die Urea-Geschichte lässt mir keine Ruhe. Ich recherchiere und erfahre: Harnstoff wird synthetisch hergestellt. Also keine Schweine-, Rinder- oder gar Menschen-Pipi, die ich mir ins Gesicht schmiere, wie erleichternd! Interessanterweise macht der künstlich hergestellte Harnstoff vegane Urea-Kosmetik möglich, aber gleichzeitig Naturkosmetik unmöglich – die darf nämlich nichts Künstliches enthalten, wenn es ein natürliches Dependent gibt. Das zu extrahieren wäre aber für Hersteller und Endverbraucher viel zu teuer. Hm, jetzt frage ich mich allerdings wieder, woher der natürliche Harnstoff herkäme …

Ich beende die Rechercheschleife aus Zeitgründen und werfe einen kurzen Blick in den Spiegel. Wenigstens hält die Mascara, was ich mir von ihr versprochen habe.

Nach zwei intensiven Coachings mache ich mich auf den Weg nach Hause. Während die Bahn gemütlich vor sich hin zuckelt, sinniere ich aus gegebenem Anlass darüber, wie Veganer zum Thema Haustiere stehen. Der Anlass ist schwarz-weiß und gehört schon seit zehn Jahren zur Familie. Ein netter, glücklicher Kater, der das fantastische Leben eines

Freigängers führt: Den größten Teil des Tages verbringt er draußen und lebt sein Leben, wie es ihm gefällt. Trotzdem ist er anhänglich und lässt sich häufig zu Hause sehen. Mindestens zweimal täglich taucht er auf und fordert Futter und Streicheleinheiten ein. Er bekommt konventionelles – also fleischhaltiges – Katzenfutter, was bisher kein Problem war. Nun sind wir zeitvegan und damit deutlich sensibler. Ich zumindest, denn mich treibt die Frage um, ob es moralisch vertretbar ist, einem (Haus-)Tier ein gutes Leben zu gestalten, währenddessen für sein Futter anderes Getier dran glauben muss? Ich finde keine rechte Antwort. Dem Kater geht es gut, das ist unser Beitrag zum Tierschutz. Außerdem verstört mich der Gedanke, ihn künftig vegan-pflanzlich zu ernähren. Und mal abgesehen von den enorm steigenden Haustierversorgungskosten – veganes Katzenfutter kostet dreimal so viel wie konventionelles Futter! –, wäre der arme alte Kater sicher nicht begeistert. Ich stelle mir vor, wie ich mit ihm eine Gesprächsrunde eröffne und ihm mit ernster Miene erkläre, dass er ab sofort kein Fleisch mehr essen dürfe. Und dass es außerdem sehr nett wäre, wenn er ab sofort keine Mäuse oder anderes Getier mehr töten würde. Instinkt hin oder her, er müsse doch auch daran interessiert sein, kein Tierleid zu verursachen!? Mich würde nicht wundern, wenn er anschließend seine Koffer packen und sich für den Rest seines Lebens eine weniger bekloppte Familie suchen würde …

Zu Hause angekommen, füttere ich den hungrigen Kater wie immer und beschließe, ihn weder jetzt noch irgendwann mit moralisch-veganen Grundsätzen zu irritieren – denn ich ahne, dass der Veganismus wohl eher nicht *die* Ernährungsform für den Rest unseres Lebens wird.

Dem Kater sind meine Gedanken und Ahnungen egal; der Napf ist leer, und er streicht mir noch einmal kurz um die Beine, um sich dann nach draußen zu begeben. Jetzt verlangen Mann und Kind nach Nahrung; also koche ich einen großen Topf wohlschmeckende Spitzkohlnudeln*, obwohl mir schon wieder nach Buletten ist. Nellie scheint auch andere Vorstellungen von Abendessen zu haben, denn sie ruft: »Mama, hast du nichts mehr von dem Rotzeug?« Hä? »Na, von den Tomaten! Die sind doch kein Grün-Zeug, sondern Rot-Zeug!« Wo sie recht hat, hat sie recht.

27. April, Mittwoch: Mieser Ei-Ersatz und nerviger Big-Veganio

Vegan zu leben wird nicht nur mental immer anstrengender. Ich träume ständig von traurig und/oder verstört dreinblickenden Tieren, die zur Schlachtbank geführt werden. Und von Hühnern, die statt eines Schnabels nur ein klaffendes Loch im Gesicht haben. Das ist belastend. Und appetitraubend. Hinzu kommt, dass mir die vegane Lebensmittelauswahl immer öfter zu schaffen macht. Eine Weile war ich optimistisch, aber der aktuelle Zustand ist leicht in zwei Sätze zu packen: Vieles, was erlaubt ist, schmeckt mir nicht (mehr). Und vieles, was ich gerne essen würde, ist verboten. Trotzdem gebe ich noch nicht auf. Vielleicht kann ich meiner schwindenden Motivation einen Kick in die richtige Richtung geben, indem ich mal wieder für etwas Frühstücks-Abwechslung sorge? Heute setze ich auf ein seltsames Pulver, das sich »Veganer Ei-Ersatz« nennt. Ein extrem teurer Spaß (200g für acht Euro!!), aber der Hersteller verspricht, dass sich aus diesem Pulver ein »ansehnliches und schmackhaftes Rührei« zaubern lässt. Also rühre ich an, brate, probiere – und spucke sofort wieder aus. Leute, dieses Etwas ist weder ansehnlich noch schmackhaft! Ich bin enttäuscht. Und irritiert. Wer isst so etwas? Müssen Veganer ihre Geschmacksnerven irgendwann vor lauter Verzweiflung wegsperren?

Sorry, aber dazu bin ich nicht bereit. Also wieder nichts mit einer neuen Frühstücksvariante. Und die Motivation sinkt weiter. Aber da ich etwas essen muss, greife ich zum bewährten Müsli. Diesmal aber nicht mit Hafer- oder Mandelmilch übergossen, sondern mit Orangensaft. Schmeckt nicht schlecht, lässt aber die Kohlenhydrat-Alarmklingel schellen. Ich bin schnell »satt«, obwohl die Schüssel nicht mal halb leer ist. Wenigstens schmeckt mir der Kaffee mit Hafermilch noch so gut, dass ich ihn austrinken mag. Dabei stelle ich leicht besorgt fest, dass mein »Latte«-Macchiato-Konsum in den letzten Tagen mal wieder stark gestiegen ist. Kein gutes Zeichen.

Wie geht es wohl anderen Veganern? Leiden die auch – wenigstens hin und wieder – unter der eingeschränkten Lebensmittelauswahl? Und machen die sich auch so viele ethisch-moralische Gedanken?

Eigentlich dürfte es mir nicht schwerfallen, mit anderen Veganern ins Gespräch zu kommen. Glaubt man den Schätzungen, leben in Großstädten bis zu zwei Prozent ein konsequentes veganes Leben. Das wären in Berlin immerhin 80 000 Menschen. Die Zahl erscheint mir ein wenig hoch angesetzt, aber um einen Mitzieh-Effekt zu erzielen, wird ja gern mal übertrieben. Aber wenn doch, müsste ich ja eigentlich fast an jeder Ecke über einen Veganer stolpern. Theoretisch zumindest. Vermutlich bin ich schon an vielen achtlos vorbeigelaufen. Vielleicht sollte man ein Erkennungszeichen erfinden und etablieren? Z. B. eine grüne (?) Schleife oder einen Button »I'm vegan«? Keine schlechte Idee!

Aber ob ich dann tatsächlich auf die Gesprächspartner treffe, die ich mir wünsche? Vermutlich trügen nur die Trend-Veganer das Erkennungszeichen. Schließlich ist es gerade sehr hip, als Veganer durch die Straßen der Großstadt zu laufen und by the way noch die Welt zu retten. Grundsätzlich nichts gegen zu sagen, denn ich mag bewusste Menschen. Wenn sie nicht übertreiben.

Schneller als gedacht ergibt sich die Gelegenheit, mit anderen Menschen über deren Essgewohnheiten zu sprechen und vielleicht sogar auf Veganer zu treffen: Eine Bekannte ist 40 geworden und hat für heute Abend groß eingeladen. Ich freue mich darauf, alte Freunde wiederzutreffen und auch neue Menschen kennenzulernen. Als wir ankommen, habe ich plötzlich keine große Lust mehr auf das Thema Ernährung im Allgemeinen und Veganismus im Besonderen. Stattdessen übe ich mich in Small Talk und rede mit nicht-vegan-aussehenden Menschen übers Wetter, Urlaubsziele und Mietpreise. Funktioniert wunderbar, lauter nette Gespräche, und ich verliere kein Wort über meine Arbeit und mein veganes Experiment. Alles ist gut, da ruft der Verrat aus der anderen Ecke des Zimmers. Mein Mann schreit gegen die Musik an und quer durch den Raum: »Schatz, du machst doch vegan – komm doch mal her, wir diskutieren gerade über Wurst ohne Fleisch!« Mist, enttarnt. Ich schaue mich im Raum um und hoffe, dass jetzt nicht irgendwelche dogmatischen Veganer auf mich zustürmen, um ihren Senf zur veganen Wurst dazuzugeben. Mein lieber Denunziant, denke ich und lächle meinen Mann zuckersüß an. »Bin gleich da!« Erst mal schnell auf die Toilette, um etwas Zeit zu gewinnen. Nach einer Viertelstunde komme ich wieder heraus, schlendere extrem langsam an der Schlange, die sich vor der Tür gebildet hat, vorbei und stelle mich neben meinen Göttergatten. Glücklicherweise hat zwischenzeitlich offenbar ein Themenwechsel stattgefunden – kein Wort mehr über Ernährung. Ein Glück!

Ich höre der Gruppe eine Weile zu und seile mich irgendwann ab, um mir das Buffet etwas genauer anzuschauen. Das Geburtstagskind ist Mischköstlerin und Traditionalistin, was nicht zu übersehen ist: Buletten, Kassler, Nudel-Fleischwurst-Salat, Kartoffelsalat mit Speckeinlage, Gulaschsuppe. Aber es gibt auch Vegantaugliches – drei Sorten Brot. Und Krautsalat. Na immerhin.

Ich bleibe standhaft, auch wenn es schwerfällt. Der Krautsalat schmeckt gar nicht so schlecht, aber das Brot ist ohne Butter ziemlich trocken. Dagegen helfen zwei bis drei – garantiert vegane – Caipirinha, die mein Mann netterweise für mich mixen lässt. Kurz nach Mitternacht (und ein Promille später) passiert es dann doch: Ich greife mir eine Bulette vom Buffet und lasse sie mir schmecken. Und als ich gerade nach den Salatresten greife, spricht mich ein Mann an: groß, dunkelhaarig und sehr kräftig. Man könnte auch sagen: dick. Kurz denke ich, dass er es ebenfalls auf die Salatreste abgesehen hat, aber dann fängt er an zu reden: Ohne Umschweife und Rücksicht auf Verluste berichtet er von seinem Veganer-Dasein, den armen Tieren und seinen Ledergürteln, die er neulich alle entsorgt habe. Mist, jetzt hat es mich doch noch erwischt! Aber weil ich ein höflicher Mensch bin, höre ich ihm noch eine Weile zu und stelle die eine oder andere interessierte Frage. Mir scheint, dass ich *die* neue Veganer-Spezies vor mir habe, denn er berichtet freimütig und mit einem gewissen Stolz, dass er sich überwiegend von Brot, »Pasta Soja-Bolognese« und anderen Tofuprodukten ernährt. Modern eben.

Nachdem ich aufgegessen habe, nicke ich freundlich in seine Richtung und murmle: »Ich bringe mal schnell den Teller in die Küche.« Zum Glück treffe ich in dort auf meinen Mann. Er sieht meinen flehenden Blick. Und versteht. »Nach Hause?« Ich nicke. Ja, es wird Zeit, den Heimweg anzutreten. Auf der Rückfahrt sinnieren wir über zwei Aspekte, die aus meiner Sicht bisher noch zu wenig beleuchtet wurden:

Gut zu wissen: DICKE VEGANER?!

Übergewichtig zu werden (oder zu bleiben) funktioniert auch, wenn man sich vegan ernährt. Zumindest, wenn man nur darauf achtet, dass die Lebensmittel fleisch- und tierproduktefrei sind. Denn dazu gehören auch Pommes, Wodka und Nudeln. Und leider ebenfalls viele vegane Produkte der Lebensmittelindustrie, die häufig nicht nur zu viele von den falschen Fettsäuren aufweisen, sondern auch zu kohlenhydratastig daherkommen. Dieses vegane Fast Food treibt – vor allem in Kombination mit wenig Bewegung – leider oft nur das Gewicht in die Höhe und lässt es (Zusatzstoffe!) mit der Gesundheit bergab gehen. Auf der sicheren und schlankeren Seite können sich eher die wähnen, die die ursprüngliche Form des Veganismus leben und möglichst viel Rohkost verzehren. Denn: Es gibt viele dicke Veganer, aber kaum übergewichtige Rohköstler!

1. Was passiert, wenn sich tatsächlich alle Menschen weltweit vegan ernähren würden? Wo würden die Unmengen Pflanzen angebaut werden? Wie würde sich die Landschaft verändern? Wäre der Raubbau an der Natur nicht derselbe wie in der Mischkostwelt?
2. Was wäre, wenn die Wissenschaft eines Tages herausfindet, dass auch Pflanzen eine Seele und ein Schmerzempfinden haben? Dann verböte es sich doch ebenfalls, Pflanzenkost zu essen?! Aber was würde dann verzehrt werden? Kunstnahrung aus dem Chemielabor?

Viele Fragen, wenig Lösungsansätze. Ich spüre, dass der Drang, das vegane Abenteuer demnächst abzuschließen, immer größer wird.

30. April, Samstag, Bananenschalen und Bye-Bye

Morgens muss ich ständig von der Bulette aufstoßen. Na toll, den ersten Fleischgenuss nach so vielen Wochen hatte ich mir anders vorgestellt. Das Ding scheint extrem schlecht verdaulich zu sein; mein Körper ist schwer damit beschäftigt und wohl auch deshalb ohne Hunger. Vielleicht sollte ich doch lieber noch eine Weile vegan leben? Könnte ja sein, dass ich mich doch noch daran gewöhne? Ich beschließe, bis zum Abend eine Entscheidung zu treffen.

Mittags mache ich erst mal vegan weiter und bereite mir einen Smoothie zu. Neulich habe ich gelesen, dass es der Gesundheit zuträglich sein soll, die (Bio-)Banane samt (halbwegs braun gefleckter) Schale in den Mixer zu geben. Angeblich ein enormer Gewinn an Vitaminen und sekundären Pflanzenstoffen. Ich runzle die Stirn und wundere mich, warum auf diese Idee bisher noch niemand gekommen ist. Ich teste und weiß sofort, warum, warum: Pfui, Teufel – der Smoothie schmeckt grausam! Ich gieße den großen Rest weg. Und bin mal wieder frustriert.

Der Schalensmoothie hat mir den spärlichen Rest meiner Motivation gestohlen – ich gebe auf und lade meine Familie spontan zum Brunch ins nächste Café ein. Dort feiere ich meine wiedergewonnene Ernährungsfreiheit mit einer großen Portion Rührei und einem Kuhmilch-Kaffee.

Nach dem Genuss regt sich das schlechte Gewissen in mir, denn natürlich fällt es mir nicht leicht, all die unschönen Wahrheiten über die menschengemachte Tierausbeuterei zu verdrängen. Ich weiß noch nicht, wie meine/unsere Ernährung künftig aussehen wird – aber so »unbedarft« wie vor dem veganen Experiment wird sie sicher nicht mehr sein …

▮ Was es mir gebracht hat

Positiv

- Keine Ernährungsform hat mich so viel über Ethik und Moral nachdenken lassen. Veganismus ist tatsächlich eine Lebenseinstellung, die – wenn man sich ihr verschreibt – viele einschneidende Veränderungen mit sich bringt.
- Die veganen Wochen haben einige Themen, vor denen man gern die Augen verschließt, auf den Tisch gebracht: Massentierhaltung, Milchkuh-Ausbeuterei, Tierversuche usw. Die Auseinandersetzung damit lässt das eigene Gewissen und auch das Kaufverhalten nicht unberührt.
- Die kindgerechte Herangehensweise hat dafür gesorgt, dass meine Tochter sensibilisiert ist und jetzt stärker darauf achtet, was sie isst. Ihre Haltung: »Ich will nicht, dass ein Tier sterben muss, nur weil Menschen es essen möchten!«

Negativ

- Die ernährungsmäßigen Einschränkungen waren mir häufig zu radikal. Ich habe mich oft zugunsten des Tierwohls einschränken wollen – aber es gab auch Momente, wo es mir extrem schwerfiel, auf Lebensmittel zu verzichten, »nur« weil sie Fleisch, Milch oder Eier enthalten.
- Die relative Kohlenhydratdichte der modernen veganen Ernährung ist mir nicht besonders gut bekommen. Ich habe zugenommen und immer häufiger unter Energieschwankungen gelitten.
- Vegan ist trendy und deshalb für die Lebensmittelindustrie ein verdienstträchtiges Segment. Es kommen immer mehr Produkte auf den Markt, die sich vegan schimpfen, aber teuer und überflüssig sind. Für Neu-Veganer ist es schwer, sich einen Überblick zu verschaffen – was brauche ich wirklich, was ist sinnvoll und tut meiner Gesundheit gut? Der Aufwand, sich zu informieren, abzuwägen und auszutesten, ist relativ groß.

Mein Fazit

Veganismus ist einerseits beeindruckend, aber andererseits auch bedrückend. Man wird nicht mehr frei von all dem Leid, das Menschen Tieren antun. Vegan zu leben ist ganz sicher nicht bekloppt, aber eine große Herausforderung. Für mich persönlich allerdings auf Dauer eine zu große. Eine Alternative, die ich mir vorstellen könnte: Quasi-Veganismus, also zeitweiliger Verzicht auf alle tierischen Lebensmittel. Und ein umsichtigerer, tierleidvermeidender Konsum insgesamt.

Mein Einkaufszettel für Intermittierendes Fasten

Viel Obst (alle Sorten)

Noch mehr Gemüse (alle Sorten)

(Vollkorn-)Brot, Brötchen

Milchprodukte, Käse

Fleisch

Fisch

(Dinkel-)Pasta

Nüsse

Mandeln

MAI 2016:

Intermittierendes Fasten. Nahrung nach Plan

▌So funktioniert intermittierendes Fasten (I-Fasten)

»Intermittere« kommt aus dem Lateinischen und bedeutet »periodisch, unterbrechen«. Intermittierendes Fasten wird auch als »Fasten in Intervallen« oder »Teilzeitfasten« bezeichnet. Es gibt keine strengen Vorgaben bzw. nicht nur eine Variante. Anders als beim traditionellen Fasten wird die Aufnahme von fester Nahrung bei dieser Ernährungsform nicht für einen längeren Zeitraum oder gar Wochen eingestellt – vielmehr wechseln sich Fasten- und Esszyklen in vorgegebener Weise und innerhalb bestimmter Zeiteinheiten ab. Die essfreien Zeiträume sollen gesundheitsförderlich sein, u. a. den Körper entgiften und entschlacken. Außerdem wird der Insulinspiegel niedrig gehalten, was oft für eine gesteigerte Fettverbrennung sorgt. Aber auch wenn man relativ schnell an Gewicht verlieren kann, gelten die intermittierenden Fastenvarianten nicht als Diäten, sondern eher als Lebensweise.

Einige aktuell populäre Modifikationen wobei sich die Zeitangabe immer auf den Beginn der Mahlzeiten bezieht, egal, wie lange die Mahlzeit davor gedauert hat:

4-4-10:

Erlaubt sind drei Mahlzeiten pro Tag. Zwischen der ersten und zweiten sowie der zweiten und dritten müssen jeweils vier Stunden essfreie Zeit liegen; nach der dritten Mahlzeit ist eine mindestens 10-stündige Pause einzulegen. Beispiel: Erste Mahlzeit 10 Uhr, zweite Mahlzeit 14 Uhr, letzte Mahlzeit 18 Uhr.

Theoretisch könnte man die nächste Mahlzeit dann um 4 Uhr morgens einnehmen ...

8-13-18 (Uhr):
Die erste Mahlzeit wird gegen 8 Uhr morgens eingenommen; die nächste gegen 13 Uhr. Die letzte des Tages gegen 18 Uhr. Esspausen: Zwei Mal fünf Stunden, nachts 14 Stunden.

24-Stunden-Rhythmus:
24 Stunden lang wird normal gegessen, dann folgt eine Esspause, die ebenfalls 24 Stunden anhält. Beliebt ist auch die »13-Uhr-Version«, bei der die letzte Mahlzeit mittags eingenommen wird und die nächste dann erst wieder am Folgetag um 13 Uhr.

Möglich ist auch, an einem Tag nur das Frühstück und eine Mittagsmahlzeit einzunehmen. Am folgenden Tag beginnt die Nahrungsaufnahme mit dem Mittagessen und endet mit dem Abendessen (entspricht ebenfalls einer Esspause von 24 Stunden).

12:36-Prinzip:
An einem Tag wird normal gegessen (von 8 bis 20 Uhr), nachts und während des gesamten folgenden Tages wird für 36 Stunden gefastet – bis zum Frühstück am übernächsten Tag, das wieder um 8 Uhr stattfindet.

16:8-Rhythmus:
Für Menschen, die gern spät frühstücken und dafür früh zu Abend essen – Man legt beide Mahlzeiten in ein 8-Stunden-Zeitfenster (z.B. Frühstück ab 11 Uhr, Abendessen bis 17 Uhr, oder: Kein Frühstück, dafür Mittagessen um 13 Uhr und Abendessen um 21 Uhr), bleiben die jeweils restlichen 16 Stunden als Fastenzeit.

Eat-Stop-Eat:
Die Anhänger dieser Variante essen grundsätzlich nach ihrem normalen Rhythmus – zumindest an fünf bis sechs Tagen pro Woche. An ein bis zwei Tagen wird komplett, also 24 (oder 48) Stunden, gefastet.

Auch gern für den täglichen Bedarf angewandt: Eine 20-Stunden-Fastenphase wechselt sich mit einer vierstündigen Essphase ab (zwei Mahlzeiten). Auch möglich ist das 18-Stunden-Fasten, dem eine sechsstündige Phase der Nahrungsaufnahme folgt (zwei Mahlzeiten).

- *Breakfast- oder Dinnercancelling:*

Hierbei wird entweder regelmäßig auf das Frühstück verzichtet oder das Abendessen »weggefastet«. Beide Versionen sorgen dafür, dass die nächtliche Fastenphase verlängert wird. Hardcore-Fastenfreunde verzichten auf beide Mahlzeiten und essen nur mittags.

Erlaubte Hauptlebensmittel

Es gibt keine erlaubten oder verbotenen Lebensmittel. In den Essphasen kann gegessen werden, was gefällt. Die Kalorienmenge wird nicht erhöht. Um den Fettverbrennungseffekt zu steigern und der beanspruchten Bauchspeicheldrüse etwas Ruhe zu gönnen, sollten Kohlenhydrate allerdings eher eine untergeordnete Rolle spielen. Vollwertige, vitaminreiche Lebensmittel sind vorzuziehen, um den dem Fasten nachgesagten gesundheitlichen Vorzügen nicht konträr entgegenzuwirken.

Tabu

Verboten ist »nur«, in den Fastenphasen zu essen. Und das Trinken ist währenddessen auf Wasser, Tee oder Kaffee (ohne Milch oder Zucker) zu beschränken.

Vor meinem Selbstversuch

Gewicht: 62,2kg, Fitness: sehr gut, Gesundheitszustand: prima.

Ernährung: Keine allzu festgelegten Essenszeiten, typischer Flexi-Esser. Nehme Nahrung zu mir, wenn ich hungrig bin oder auch mal, wenn ich Appetit habe. Im Durchschnitt ca. fünf bis acht Essphasen pro Tag. Wenn ich esse, dann recht kohlenhydratlastig, viele Vollkornprodukte, teilzeitvegetarisch (drei bis vier Tage pro Woche fleischfrei), 1x wöchentlich Fisch, mehr Gemüse als Obst. Fast täglich nachmittags ein Stück Kuchen.

Mein Plan

Ich nehme mir vor, mindestens zwei Varianten auszuprobieren und beginne mit »8-13-18«, weil mir diese für den Anfang als am ehesten durchhaltbar erscheint. Meine Lebensmittelauswahl und -menge soll sich nicht verändern, jedoch weiß ich noch nicht, ob ich mein obligatorisches Stück Kuchen einer Mahlzeit anhängen oder ganz weglassen werde ...

Für einen sanften Einstieg plane ich wieder drei Beobachtungstage ein.

6. Mai, Freitag: 1. Beobachtungstag

Die Beobachtungsphase wird kurz ausfallen, denn mir ist vorher schon klar, dass sich meine derzeitige »normale« Ernährung stark von »8-13-18« (oder anderen Fastenvarianten) unterscheidet. Ich bin von drei festgelegten Mahlzeiten so weit entfernt wie Oliver Pocher von einer dauerhaften Beziehung. Wobei ich nicht nur ein Problem damit habe, mit mir selbst für jede Essensaufnahme eine bestimmte Uhrzeit vereinbaren zu müssen. Mir kommt so oft irgendetwas dazwischen, Hunger hin oder her – ich esse, wenn Zeit dafür da ist! Noch schlimmer finde ich es, mich auf drei Mahlzeiten beschränken zu müssen. Das wird extrem hart, denn ich bin ein traditioneller Grazing-Typ. Soll heißen, ich »grase« zwischendurch gern in Kühl- und Küchenschrank, esse um mich herum, nasche hier ein Stückchen, koste da ein Portiönchen. Und ich sage selten Nein, wenn mir eine essbare Kleinigkeit angeboten wird. Nicht die besten Voraussetzungen für ein Esspausenexperiment …

Am Ende des ersten Beobachtungstages stelle ich fest, dass ich vier kleinere und drei größere Mahlzeiten zu mir genommen habe. Also insgesamt sieben – mehr als doppelt so viele, wie die von mir erwählte I-Fasten-Variante erlaubt. Autsch. Und dabei hatte ich noch viel öfter Hunger und/oder Appetit, aber ich habe mich wohlweislich zusammengerissen, um einen kleinen Vorgeschmack auf die nächsten Wochen zu bekommen. Und um die Diskrepanz zwischen Ist und Soll ein wenig zu schönen. Eindeutig: Größere Esspausen werden *die* Herausforderung für mich werden.

Als ich abends – leicht hungrig und ziemlich müde – im Bett liege, treibt mich die Frage um, ob mein obligatorischer Cappuccino am Morgen als eigene Mahlzeit zählt. Ich ahne die Antwort. Also acht Mahlzeiten. Na super!

7. Mai, Samstag: 2. Beobachtungstag

Unsere Wochenenden unterscheiden sich essenstechnisch deutlich von den anderen Wochentagen: Die ganze Familie frühstückt spät und ausgiebig, lässt das Mittagessen oft für ein ausgedehntes Kaffeetrinken (und Kuchenessen) ausfallen und isst abends warm. Gern koche ich dann etwas aufwändiger, oft deftige Hausmannskost. So ein Samstags- und/oder Sonntagsbraten ist nicht nur bei meinem Mann extrem beliebt, sondern hat zusätzlich den Vorteil, dass er (auch wegen der leckeren Beilagen) satt macht und auch recht lange vorhält. Das gibt mir Hoffnung – wenigstens werde ich an den

Gut zu wissen: GESCHICHTE DES FASTENS.

Das Fasten hat ursprünglich einen religiösen Hintergrund und ist bis heute fester Bestandteil aller Weltreligionen.

In der christlichen Welt sollen sich die Gläubigen in der siebenwöchigen Fastenzeit auf das Osterfest (die Auferstehung Jesu) vorbereiten. Sie beginnt Aschermittwoch und endet Karsamstag. In dieser Zeit wird – streng genommen – auf Fleisch und auch auf Ungesundes wie Alkohol, Nikotin und Süßigkeiten verzichtet. Durch diesen Verzicht sollen Körper und Geist gereinigt und ein Zustand innerer Ruhe herbeigeführt werden. Die kirchlichen Vorgaben werden heute meist nicht mehr so streng ausgelegt; das Fasten hat jedoch nicht ausgedient, ganz im Gegenteil: Heutzutage verschreiben sich auch immer mehr nicht-religiöse Menschen diesem Trend. Viele bauen bewusste Fastenphasen in ihr Leben ein, um in einen bewussteren und gesünderen Lebensabschnitt zu starten. Trendy sind auch Varianten, die nichts mit dem traditionellen Verzicht auf Nahrung zu tun haben, wie z.B. das Mediale Fasten (zeitweiliger Verzicht auf PC, Smartphone, Fernsehen etc.).

nächsten Wochenenden nicht hungrig ins Bett gehen müssen.

Beim Frühstück erzähle ich meiner Familie von »8-13-18«. Das Interesse hält sich erwartungsgemäß in Grenzen. Verständlicherweise, denn auch ich halte diese Ernährungsform zumindest für Nellie nicht nur für entbehrlich, sondern sogar für völlig ungeeignet. Ihr Essverhalten ist glücklicherweise (bislang) ganz natürlich, und das soll noch möglichst lange so bleiben: Sie ruft »Hunger«, wenn sie welchen hat, und hört auf zu essen, wenn es ihr reicht. Die Zeit, in der sie an ihrem Körper herumnörgelt und ihr Essverhalten verändert, wird früher oder später vermutlich eh kommen – spätestens, wenn ich das strikte »Germany's-Next-Top-Model-Fernsehverbot« nicht mehr aufrechterhalten kann, wird es wohl losgehen, das Vergleichen mit Körpern, die nicht von dieser Welt und die von der Natur auch sicher nicht so vorgesehen sind. Aber bis dahin ist hoffentlich noch viel Zeit. Jetzt gibt es erst einmal ein Fastenverbot, denn Nahrungsverzicht ist für ihren Körper, der sich noch eine ganze Weile im Wachstum befinden wird, reines Gift!

Also richte ich mein Augenmerk und einen interessierten Blick auf meinen Mann. Und sein Bäuchlein. Eindeutig: eine kleine Fasteneinlage täte ihm bestimmt gut. Gegen seine Teilnahme spricht allerdings, dass er nach all den Eskapaden der letzten Monate sehr viel von seiner Experimentierfreude eingebüßt hat. Dazu kommt, dass er schon seit vielen Jahren einen ganz eigenen Essrhythmus lebt, der voll auf sein Dasein als Beamter ausgerichtet ist. Dazu gehören feste, ritualisierte Mahlzeiten, von denen er nur ungern lassen möchte: Morgens um 6 Uhr kleines Frühstück zu Hause, um 8 Uhr gibt es ein zweites Frühstück im Büro (Joghurt und Obst); gegen 12.30 Uhr sucht er mit seinen ebenfalls verbeamteten Kollegen die Kantine auf, um selbst belegte Brote zu essen. Kurz vor Feierabend gönnt er sich gegen das Nachmittagstief gern noch ein paar Kekse oder Käsewürfel, zu Hause wird er dann meist mit einem Stück Kuchen und etwas Obst zum Kaffee begrüßt. Zwischen 18 und 19 Uhr folgt das obligatorische (und fast immer von mir gekochte) warme Abendessen. Manchmal gönnt er sich beim Fernsehen noch ein kleines Betthupferl, das auch schon mal aus einer halben Tafel Schokolade bestehen kann. Macht summa summarum sieben Mahlzeiten. Mindestens. Kein Wunder, dass er nur mäßig interessiert von seiner Zeitung aufsieht, als ich ihm von meinem Drei-Mahlzeiten-Plan berichte. Also muss ich andere Saiten aufziehen. Ich erzähle fröhlich von all den Hardcore-Varianten, die gerade trendy sein sollen und die ganz sicher noch viel schwieriger durchzuhalten wären. Alex schaut irritiert und heuchelt Interesse, indem er leicht nickt – sicher nur, um die Stimmung nicht zu vermiesen. Dann ringt er sich erstaunlicherweise ein halbherziges »Na gut, ich kann es ja mal irgendwann ausprobieren« ab. Na ja, dieses »irgendwann« kenne ich. Heißt eigentlich »nie«. Der Satz wäre eine Diskussion wert, aber ich halte mich zurück und beschließe, ganz kluge Ehefrau, weder einen Streit vom Zaun zu brechen noch das Thema Fasten überzustrapazieren. Morgen ist ja auch noch ein Tag.

8. Mai, Sonntag, letzter Beobachtungstag

Als ich wach werde, höre ich es in der Küche verdächtig rumpeln. Ach ja, heute ist Muttertag, und ich soll offensichtlich verwöhnt werden. Zumindest muss ich mich nicht ums Frühstück kümmern, einen besseren Start in den Tag kann es nicht geben! Frisch geduscht erscheine ich am Esstisch und freue mich über eine gedeckte Tafel, allerlei liebevoll Selbstgebasteltes und gekochte Eier. Ich setze mich erfreut, schneide sogleich leckeren Bergkäse in Scheiben und das Thema Fasten wieder an. Ostern ist zwar schon einige Zeit her, aber die Erinnerung an die schönen Feiertage noch wach. Praktischerweise gibt es heute wachsweiche Eier, der perfekte Übergang, um lockerflockig über die Bedeutung des Osterfestes zu sinnieren und anschließend von der vorgelagerten Fastenzeit zu berichten. Nellie springt auf, um ihre Kinderbibel zu holen (die einzige Ausgabe der Heiligen Schrift in unserem durch und durch atheistischen Haushalt; wer hat ihr die eigentlich geschenkt? Keine Ahnung.). Obwohl ich Nellie gedanklich längst aus dem Fastenprojekt ausgeschlossen habe, bin ich neugierig auf ihre Einstellung zum Thema. Also frage ich sie, ob sie sich vorstellen könnte, eine Zeit lang auf irgendetwas zu verzichten. »Na klar, auf die Schule!« »Und natürlich auf Fisch!« Sie kommt in Fahrt: »Zucchini! Und mein Zimmer aufräumen!« Lauter Klassiker. War ja zu erwarten. Ich grinse, während sie erzählt, dass sie vor Ostern im Religionsunterricht auch über das Fasten gesprochen hätten. Jeder sollte sich äußern, worauf er am leichtesten verzichten könne. Ihre Freundin Celina meinte cool: »Chlorwasser!«. Na dann. Wir gackern und entwickeln immer verrücktere Verzicht-Ideen.

»Ich kann gut ohne Regen und Kälte«, werfe ich ein, darauf sagt Alex lakonisch: »Überstunden.« Nellie ruft »baden!«. Ah, ja. Das Verzichten scheint uns allen gut zu liegen, wer hätte das gedacht?!

Etwas später denke ich wieder ernsthafter über mich und das Thema Fasten nach. Worauf sollte ich vernünftigerweise – zumindest eine kleine Weile – verzichten? Klar: auf Kaffee, Schokolade, zu wenig Schlaf. Ach, und nicht zu vergessen: auf das Anzetteln von ehelichen Diskussionen nach 21 Uhr, denn die bringen sowieso nix.

Glücklicherweise ist es bis zur nächsten vorösterlichen Fastenzeit noch etwas hin, sodass ich diese Ideen erst einmal entspannt gaaanz weit weg schiebe. Ich konzentriere mich lieber auf das I-Fasten – hierbei geht es ja »nur« ums Essen. Oder auch Nicht-Essen. Je nachdem.

Zur weiteren Einstimmung will ich den Rest des Tages schauen, wie lange es mir gelingt, nicht zu essen, auch wenn mir oder meinem Magen danach wäre. Esspausen eben.

Die Realität trifft mich hart. Trotz des sehr ausgiebigen Frühstücks habe ich schon nach 2 1/2 Stunden wieder Hunger. Unglaublich! Eigentlich lautet das Ideal fünf Stunden, aber davon bin ich meilenweit entfernt. Frustriert trinke ich zur Überbrückung und mentalen Stabilisierung erst mal eine große Tasse Tee und rede mir gut zu: »Bald gibt's wieder etwas, halte nur noch ein wenig durch. Alles wird gut!« Die Strategie funktioniert für ganze 10 Minuten, dann geht das Spiel von vorne los. Mein Magen knurrt wie wild und sendet verzweifelt eindeutige Signale ans Hirn: »Ich brauche Energie! Dringend! Hört mich denn niemand? Verdammt nochmal! Halloooo?«

Eine weitere harte Stunde später ist mir schon ziemlich blümerant, denn meinem Blutdruck scheint die ganze Sache auch nicht besonderes zu liegen. Zusammen mit meinem Blutzuckerspiegel scheint er sich in ungeahnte Tiefen zu verabschieden. Sehr unangenehm. Vernunftorientiert, wie ich bin, beschließe ich, nicht erst darauf zu warten, bis mir schwarz vor Augen wird und ich stürze. Bringt ja niemanden weiter, wenn ich ohnmächtig auf dem Boden rumliege – dann esse ich lieber. Das Fünf-Stunden-Ziel ist so definitiv nicht zu erreichen, aber egal. Ich habe das Gefühl, es geht jetzt ums nackte Überleben – also her mit den Kalorien!

Der Tag geht mühsam und ziemlich hungrig weiter. Ich schaffe zwei weitere Esspausen von jeweils immerhin dreieinhalb Stunden. Abends schlägt Alex vor, ausnahmsweise in Pommes rot-weiß und Currywurst zu schwelgen. Dankbar nehme ich das hochkalorische Angebot an, bedeutet es doch, dass ich wenigstens nicht hungrig ins Bett muss. Und meinem Körper biete ich so für die kommende Fastenphase gleich etwas zum Entschlacken und Entgiften an. Passt doch, oder?

Gut zu wissen: ENTGIFTEN UND ENTSCHLACKEN – MUSS DAS SEIN?

Dass ein Körper regelmäßig entgiftet und entschlackt werden muss, ist ein Mythos, der sich hartnäckig hält.

Fakt ist: Ein gesunder Organismus entgiftet sich regelmäßig selbst (u.a. über Darm, Leber und Nieren). Dieser Prozess findet automatisch statt und kann allenfalls durch Trinken von Wasser und Tee unterstützt werden. Fastenphasen sind dafür nicht nötig.

Ebenso wenig helfen Esspausen beim Entschlacken, und zwar einfach deshalb, weil sich im Körper gar keine Schlacken – wie z.B. »giftige Stoffe, die wir über die Nahrung aufnehmen und Reste von Stoffwechselprodukten« – bilden und festsetzen! Die in den 1930er-Jahren von Dr. Otto F. Buchinger entwickelte »Schlackentheorie« konnte bis heute nicht wissenschaftlich untermauert werden und wird daher von immer mehr Experten als unsinnig verworfen. Fazit auch hier: Wissenschaft ist immer nur der aktuelle Stand der Kenntnis!

9. Mai, Montag: Jetzt wird's ernst

Schlacken hin oder her – die Currywurst hat mich nicht gut schlafen lassen. Oder waren es die fettigen Pommes? Egal, ich wache um 6 Uhr wie gerädert auf und denke: Hunger und Völlerei – beides ist definitiv schlecht für meinen Schönheitsschlaf!

Kein guter Projektstart, aber ich halte daran fest: Heute ist der erste offizielle »8-13-18«-Tag. Ich frühstücke pünktlich um 8 Uhr, jedoch offenbar viel zu wenig, wie ich schon um 10.30 Uhr feststellen muss. Gerade habe ich den ersten Teil meines Vormittags-Tagewerks – den Haushaltskram – erledigt und will mich an den PC setzen, um die Schreibstube zu eröffnen, da überfällt er mich, der böse Hunger. Er rumort in meinem Bauch und knabbert hartnäckig an dem letzten Rest Konzentration und Motivation. Ich versuche, mich davon nicht einschüchtern zu lassen, und arbeite tapfer weiter. Brennnesseltee wärmt meinen Bauch, aber plötzlich schleicht sich der unwiderstehliche Duft von Hefeteilchen in meine Nase. Natürlich sind im ganzen Haus keine vorhanden, mein Gehirn spielt mir ganz klar einen gemeinen Streich. Eigentlich vertraue ich darauf, dass mir mein Körper schon sagt, wann er was braucht. Aber jetzt wollen mich Magen, Nase und Gehirn gemeinsam foppen, mich dazu bringen, mir sofort Mega-Kohlenhydratteile einzuverleiben, damit schnell verwertbare Energie meinen Stoffwechsel ankurbelt. Sorry Jungs. Ich verstehe euch, aber ich bleibe hart! Her mit der Teetasse!

Noch eineinhalb Stunden bis zur nächsten Mahlzeit – ich erwische mich dabei, wie ich mehr auf die PC-Uhr starre als auf den Satz, den ich zu Ende formulieren muss. Jetzt verstehe ich, warum empfohlen wird, für den Fastenbeginn ein paar Tage Urlaub zu nehmen. Freie Tage kann ich mir aber gerade nicht leisten, denn so ein Buch schreibt sich schließlich nicht von allein. Ich bin mir auch ziemlich sicher, dass der Verlag kein großes Verständnis für eine kleine Verschiebung des Abgabetermins hätte. Also los, weiter geht's!

Um 12.15 Uhr verspüre ich leichte Kopfschmerzen – klarer Fall von Unterversorgungsmigräne … trotzdem bin ich fest entschlossen, wenigstens bis 13 Uhr durchzuhalten. Um 12.46 Uhr beschließe ich, mir etwas Warmes zu kochen: Spinat-Tomaten-Zucchini-Lachs-Pfanne*. Geht schnell und schmeckt. Ich erwische mich, wie ich zwischendurch direkt aus der Pfanne nasche. Eigentlich nicht ok, aber in dieser Phase und in diesem Zustand geht mir ein wenig die Konsequenz verloren.

Das Essen ist lecker, eigentlich bin ich gut gesättigt, aber ich traue dem kurzen Frieden nicht. Deshalb esse ich als Nachtisch eine große Portion fettarmen Naturjoghurt. Jetzt bin ich supersatt, aber sicherheitshalber trinke ich noch ein Glas Wasser hinterher, um dem Magen noch etwas mehr zu tun zu geben. Wäre zu schön, wenn das Sättigungsgefühl diesmal etwas länger anhält.

Leider nicht. Um 13.20 Uhr noch durch und durch satt, klopft der unsägliche Hunger bereits um 15.11 Uhr wieder an. Vielleicht hilft ja Kaugummi kauen? Wobei ich mich frage: Ist das zulässig, oder gilt ein Kaugummi, auch wenn man ihn gar nicht herunterschluckt, als Mahlzeit?

Meine Recherche ergibt keine eindeutigen Empfehlungen. Zumindest finde ich heraus, dass Kaugummis den Ruf haben, hilfreich beim Abnehmen zu sein. Kaut man sie, sollen positive Signale an das Sättigungszentrum gesandt werden (»Huhu, Magen! Gleich bekommst du etwas, stell' doch schon mal den Hunger ein!«). Hm, funktioniert bei mir nicht. Ist mein Magen etwa intelligenter als andere? Schwer zu sagen, aber er fällt auf diesen Trick nicht herein, im Gegenteil: Kaue ich einen Kaugummi, regt das meinen Appetit an. Deutlich und unüberhörbar. Und, ehrlich gesagt, das Einzige, was mich dann davon abhält, mir den Magen zu füllen, ist dieses labbrige, pfefferminzige Etwas in meinem Mund. Solange ich dieses Dings in meinem Mund hin und her schiebe, ist Essen kein Thema, aber kaum habe ich es ausgespuckt, führt mich mein armes, irritiertes Sättigungszentrum schnurstracks zum Kühlschrank.

Auch nicht überzeugt bin ich von der Behauptung, dass intensives Kaugummikauen Stress mindern soll und damit druckbedingtes Naschen verhindert werden kann, weil sich das leider gar nicht mit meinen Erfahrungen deckt. Aber ich bin bereit, eine weitere Testreihe zu starten. Allerdings lieber nicht jetzt. Stress hätte ich zurzeit zwar mehr als genug, aber beim I-Fasten würde mir mein durch das Kauen angefixter Magen garantiert die Hölle heiß machen. Geht also gar nicht.

Also lautet die Quintessenz des Tages: keine mechanische Essbremse und auch keine anderen Hilfsmittel. Wie bisher kann es aber nicht weitergehen – ich brauche bessere Strategien! Ich versuche, das letzte bisschen Konzentration zu bündeln, greife zum Stift und notiere mit zittriger, weil unterzuckerter Hand:

Strategie I: Womit kann ich den nervigen Hunger überbrücken?
Strategie II: Was sollte ich essen, damit ich Strategie I nicht ständig anwenden muss?
Strategie III: Wie kann ich das Fasten besser in meinen Arbeitsalltag integrieren?
Ausgehungert, wie ich bin, fällt mir zu **Strategie I** (Hunger-Überbrückungs-Tricks) zuerst ein:

- Essen,
- essen,
- essen!

Ach, das genau geht ja nicht, fast vergessen. Also müssen andere Ideen her:

- Wasser oder Tee trinken.
- Arbeiten.
- Sportlich betätigen.
- Lesen.
- Hausarbeit erledigen.
- Schon lange nötige Renovierungen und Reparaturen durchführen.
- Freundinnen treffen.

Ich bin nicht zufrieden. Klingt zwar alles schön und gut, aber für jede dieser Ideen brauche ich Energie. Und/oder Konzentration. Und genau daran mangelt es mir logischerweise in den Esspausen am meisten ...

Mir fällt noch ein wirkungsvoller Trick ein: Cola ohne Zucker trinken! Spannenderweise beschäftigt sich mein Magen mit diesem Getränk deutlich länger als mit Wasser oder Tee. Und das enthaltene Koffein verhilft mir zu einem Konzentrationskick, der oft bis zur nächsten Mahlzeit anhält. Eigentlich prima, aber ich weiß natürlich, dass »Cola light« den Ruf haben, eher ungesund zu sein. Also beschließe ich, diesen Magenfüller nur im äußersten Notfall und nur in kleinen Mengen in mich hineinzuschütten.

Weiter mit **Strategie II** (Tricks, damit die Hunger-Vermeidungs-Tricks nicht ständig angewendet werden müssen): Ich liebe Listen, also skizziere ich eine, die mich hoffentlich vor unliebsamen Hungerphasen bewahrt:

8 UHR PLAN	8 UHR IST
Haferflocken mit Milch	Haferflocken mit Milch
Apfel	Apfel
Banane	Erdbeeren

13 UHR PLAN	13 UHR IST
Gemüsepfanne aus Zucchini, Champignons, Kartoffeln, Tomaten	Gemüsepfanne aus Zucchini, Champignons, Kartoffeln, Tomaten
Lachsfilet	Lachsfilet
Dickmilch	Dickmilch

18 UHR PLAN	18 UHR IST
Eintopf mit Nudeln – fleischfrei –	Eintopf mit Nudeln – fleischfrei –
Rucola-Erdbeer-Salat	Rucola-Erdbeer-Salat
Nüsse	Nüsse
	Eis

In die linke Spalte trage ich morgens ab sofort ein, welche Lebensmittel/Gerichte (und in welchen Mengen) ich an diesem Tag essen möchte. In die rechte Spalte trage ich die Realität ein. Ich hoffe, dass mich die Liste davor bewahren wird, Hunger zu schieben und irgendwelches Junkfood in mich hineinzustopfen. Wir werden sehen.

Ich habe es nicht leicht, denn dummerweise habe ich nicht nur häufig Hunger, sondern bin auch relativ schnell satt. Nicht die besten Voraussetzungen für eine I-Fastenphase, schon klar. Also werde ich einfach etwas mehr essen, als ich normalerweise zu mir nehmen würde – einfach, um nicht gleich wieder Hunger zu haben. Gute Strategie? Mir kommen Zweifel, denn ich sehe die Gefahr, dass ich so mein eigentlich gut funktionierendes Sättigungsempfinden aushebeln könnte. So ein Sattheitsgefühl ist ein sehr empfindlicher Kamerad, wie ich nicht nur aus eigener Erfahrung weiß – was also, wenn es sich aufgrund der wiederholten Ignoranz beleidigt zurückzieht und nicht wiederkommen mag? Bei dem Gedanken wird mir ziemlich übel. Aber das könnte auch der Hunger sein. Schwer zu sagen.

Nun zu **Strategie III** (damit das Arbeiten besser klappt): Ich nehme mir vor, die Reihenfolge der Aufgaben-Abarbeitung zu ändern – ich mache mich gleich nach dem Frühstück ans Schreiben und verschiebe die Hausarbeit auf später, wenn ich vor lauter Hunger sowieso nicht mehr denken kann. Hoffentlich fallen mir dann wenigstens noch die einfachsten Abläufe und Handgriffe ein. Ich habe Zweifel.

Erschöpft, aber zufrieden mit meiner Strategieplanung, wandere ich schon um 21.30 Uhr ins Bett, um Kopfschmerzen und Hunger einfach wegzuschlafen.

11. Mai, Mittwoch: Jetzt geht's ans Eingemachte

Als ich aufwache, sind die Kopfschmerzen immer noch da. Ich habe das Gefühl, dass ich bereits jetzt mitten in einer heftigen Fastenkrise stecke – obwohl ich gar nicht weiß, ob es so etwas beim I-Fasten überhaupt gibt? Von solchen Krisen berichten eher Menschen, die die ursprüngliche Art des Fastens praktizieren, die also eine Zeit lang keinerlei feste Nahrung zu sich nehmen, sondern nur Wasser und Tee trinken. Und die abends – als Highlight des Tages – Gemüsebrühe in homöopathischen Mengen schlürfen dürfen. Vielleicht ist die Krise gar keine Krise, sondern wieder nur der hutzelige Hunger, der sich ein anderes Gewand übergezogen hat, um mich zu verwirren?

I-Fasten-Krise hin oder her, heute habe ich viel zu tun und will mich nicht einschränken lassen. Eine Regionalzeitung wartet dringend auf einen Artikel zum Thema Anti-Zucker-Coaching, der soll heute mein Vormittagswerk werden. Leider merke ich schon zwei Stunden nach dem Frühstück und nach drei geschriebenen Absätzen, dass es besser wäre, mich erst nach der nächsten Mahlzeit wieder geistig zu fordern. Ich kann mich einfach nicht konzentrieren. Gut, dass ich **Strategie III** entwickelt habe. Welche Aufgabe dürfte mich jetzt mental nicht überfordern? Ein kurzer Blick Richtung Fenster genügt, und die Sache ist klar: Fensterreinigung – auch dringend nötig, aber wenigstens ohne Abgabetermin. Das Putzen geht deutlich leichter von der Hand als das Formulieren, allerdings wird das flaue Gefühl im Magen nach einer kleinen Weile zu einem Tornado. Kein Wunder, die letzte Mahlzeit ist ja nun auch schon vier Stunden her. Noch eine Stunde, tröste ich mich, trinke einen halben Liter Tee und versenke den Lappen wieder im Wassereimer. Ich putze deutlich gemächlicher und sinniere über die Frage, ob und wann sich wohl ein Fastenhoch – mit viel Energie und noch mehr guter Laune – einstellen wird. Hoffentlich bald, denn so fühle ich mich mehr tot als lebendig.

Mein Zustand hat sich noch verschlimmert, als ich am späten Nachmittag losfahre, um den Wocheneinkauf im größten Supermarkt der Stadt zu erledigen. Mir hängt der Magen seit Stunden bis an die Knöchel, und hier lauern überall Leckereien und Hungerförderer. Wie unfair! Fastenexperimente sollte nur durchführen, wer jemanden hat, der für ihn einkauft, schießt es mir durch den Kopf. Und kocht. Und arbeitet. Ach, und überhaupt. Ich hätte meinen Mann bitten können, aber der Gedanke kommt zu spät. Jetzt bin ich hier und muss die Aufgabe abschließen. Zwei qualvolle Stunden später ist der Einkauf erledigt und ich bin völlig am Ende. Beim Auspacken und Verstauen der Lebensmittel wird mir endgültig übel. Glücklicherweise ist es fast 18 Uhr, und ich löffle als »Vorspeise« in Rekordtempo einen großen Becher Fruchtjoghurt leer. Jetzt habe ich wieder ein wenig Energie und kann mich an den Herd stellen, um das Abendessen zuzubereiten: Ofenhähnchen im Parmesanmantel*, dazu geschmorte Tomaten und Bandnudeln. Lecker!

Mir fällt auf, dass ich neuerdings anders koche als normalerweise. Die Rezepte sind dieselben, aber die Mengen variieren: Je nerviger der Hunger, umso mehr Nudeln schmeiße ich ins Wasser. Seltsam.

Nicht nur das. Ich denke noch mehr nach als sonst. Mir kommen vermehrt tiefschürfende Gedanken zum Thema

Leben und Tod – ist das der vielumschriebene Zustand, den man beim Fasten erreichen soll? Die oft erwähnte Zeit der inneren Einkehr und des Innehaltens? Oder kommen einem diese Gedanken vielleicht, weil das Gehirn ohne ausreichend Glukose in eine Art Philosophen-Koma fällt und befürchtet, demnächst den irdischen Zustand zu verlassen? Wer weiß. Mich jedenfalls irritieren diese Gedankengänge, zumal ich in gehirnmäßig besser versorgtem Zustand nicht an ein Leben nach dem Exitus glaube. Dafür aber definitiv an ein Leben *vor* dem Tod. Und deshalb beschließe ich, das I-Fasten zu optimieren und mehr an meine Bedürfnisse anzupassen. Ab morgen weht ein milderer Wind!

Jetzt geht es erst einmal ins Bett – ich bin so müde, dass mir der Hunger, der mir schon wieder auf den Geist geht, ziemlich egal ist …

13. Mai, Freitag: Ein Leben ohne Kuchen? Möglich, aber nicht sinnvoll

Die philosophische Phase ist auch heute morgen nicht vorbei. Ich liege noch im Bett und denke schon intensiv darüber nach, warum es in meinem Leben nicht mehr Zufriedenheit gibt. Und weshalb ich nicht viel mehr im Reinen mit mir bin – innerlich und äußerlich. Dazu fallen mir die guten Tipps ein, die ich neulich in einer Frauenzeitschrift gelesen habe: Sei 90% des Tages zufrieden mit dir und deinem Aussehen. Beende die Nörgel-Selbstgespräche, schließlich diskutierst du ja auch nicht ständig mit deinem Esstisch, warum er so aussieht, wie er aussieht, und ob er dir gefällt!

Da ist was dran, aber trotzdem stelle ich mich kurze Zeit später – und aus reiner Neugierde – auf die Waage, denn ich will bestätigt sehen, dass der ewige Hunger ein Zeichen dafür ist, dass mein Körper in den Esspausen die Fettvorräte minimiert. Könnte man die erlittenen Hungergefühle gefühlmäßig ins Verhältnis zum Gewichtsverlust setzen, würde ich behaupten, dass ich in den letzten 36 Stunden drei Pfund abgeworfen habe. Mindestens! Aber ich liege knapp daneben – die Waage zeigt »nur« ein halbes Kilo weniger an. Immerhin.

Neben der leichten Verschlankung spüre ich ungeahnte Energie in meinem Körper – sollte er sich endlich an die Hungerphasen gewöhnt haben? Oder liegt es eher an meinem Entschluss, es in den nächsten Tagen mit vier- statt bisher fünfstündigen Esspausen zu versuchen? Wer weiß, auf jeden Fall geht es mir heute deutlich besser. Endlich!

Mein Optimierungsplan: Aus 8-13-18 wird ab sofort 8-12-16-20. Nun also vier Mahlzeiten mit je vier Stunden Esspause. Ich verspreche mir davon nicht nur weniger Hunger, sondern auch energetisch angenehmere Nachmittage, weil wieder Platz für eine Kaffee-Kuchen-Mahlzeit ist. Den Kuchen als Dessert direkt nach dem Mittagessen zu verspeisen, bringt keine Punkte. Einerseits bin ich bereits viel zu satt, um das Gebäck noch wirklich genießen zu können, und andererseits tut sich bei dieser Vorgehensweise trotzdem ein riesiges Nachmittags-Energie-Loch auf, in das ich prompt stürze.

Also lieber vier Mahlzeiten mit eingebautem Nachmittagsbooster. Die Rechnung geht auf – die vierstündigen Fastenphasen kann ich deutlich besser verkraften, und mein Energielevel bleibt den Tag über konstanter. Offenbar lässt diese Variante meinen Blutzuckerspiegel nicht ins Unermessliche absacken.

Mir wird schlagartig klar, dass es nicht der Hunger war, der mich in den letzten Tagen so gequält hat, sondern mein überstrapazierter Stoffwechsel! Mein lange und häufig praktiziertes »Grazing« hat offensichtlich dafür gesorgt, dass ich

Gut zu wissen: BLUTZUCKERSPIEGEL UND INSULIN.

Wenn wir gegessen haben, wandelt unser Verdauungssystem die Nahrungsbestandteile Kohlenhydrate, Fette und Eiweiße durch Verbrennung in Energie um. Diese Energie, Adenosintriphosphat (ATP) genannt, gelangt ins Blut und erhöht so den Blutzuckerspiegel. Ziel ist es nun, den Blutzuckerspiegel wieder zu senken, indem die Energie in die Körperzellen eingeschleust wird. Unbedingt nötig ist hierfür Insulin, das in der Bauchspeicheldrüse produziert wird. Dieses Hormon schließt die Zellen auf und sorgt so dafür, dass das ATP von ihnen aufgenommen werden kann.

Je häufiger wir essen, umso gestresster ist unsere Bauchspeicheldrüse. Besonders viel zu tun hat sie, wenn wir oft »schnelle Kohlenhydrate« (Zuckriges, Weißmehlprodukte etc.) zu uns nehmen, weil diese besonders leicht in Energie umgewandelt werden können. In der Folge steigt der Blutzuckerspiegel schnell an, und die Insulinproduktion läuft auf Hochtouren. Unangenehme Folge: Der Spiegel sinkt durch das viele Insulin wieder stark ab – oft auf ein tieferes Level als vor der kohlenhydratreichen Mahlzeit. Es entsteht eine Unterzuckerung; dem Gehirn wird signalisiert, dass jetzt dringend wieder gegessen werden muss. Wir fühlen uns müde und energiearm, also greifen wir wieder zu kohlenhydratreichen Lebensmitteln, die schnelle Energie versprechen. Das ungute Spiel geht von vorne los, gut zu vergleichen mit dem Auf und Ab bei Achterbahnfahrten! Die dadurch gestresste Bauchspeicheldrüse kapituliert irgendwann und stellt die Insulinproduktion (ganz oder teilweise) ein – Diabetes kann entstehen. Durch regelmäßige und mehrstündige Esspausen verhelfen wir dem gesamten System zu Verschnaufpausen und unterbrechen die Fahrten auf der Blutzuckerachterbahn effektiv.

Gut zu wissen: DIE WIRKUNG DER FASTENPHASEN AUF DEN KÖRPER.

Wissenschaftler haben herausgefunden, dass sich Fastenphasen von *12 bis 16 Stunden* sehr positiv auf das Gewicht auswirken (Fettabbau!) und für einen erholsamen Schlaf sorgen.

Bei einer Esspause von *18 Stunden* und mehr soll sich sogar ein regelrechter Anti-Aging-Effekt einstellen, weil u. a. der Blutdruck sinken, das Immunsystem gestärkt und die Wachstumshormonausschüttung erhöht werden soll.

munter meine Runden auf der Blutzuckerachterbahn gedreht habe. Dabei ist die Gleichung genauso einfach wie fatal:

Blutzuckerspiegel unten = Hunger. Hunger = Essen. Essen = hoher Blutzuckerspiegel. Viel Energie im Blut = hohe Insulinausschüttung. Schneller Abbau des Blutzuckers = (zu) niedriger Blutzuckerspiegel. Unterzuckerung = Hunger/Appetit! Hunger/Appetit = Essen!

Ich spüre, dass ich meinem Körper mit dem Fasten-Experiment sehr viel mehr Gutes tue als anfangs gedacht. Und jetzt wird mir auch klar, warum längere Esspausen noch effektiver sind als kürzere. Wellness für meine Bauchspeicheldrüse, aber nicht nur das!

15. Mai, Sonntag: Es geht bergauf

Als Autorin läuft einem die Arbeit ständig wie ein Hund hinterher – nicht schön, aber kein Drama. Wenn man sich jedoch in einer akuten Schreibphase auch noch auf ein Fastenexperiment einlässt, hat man das seltsame Gefühl, in einer Tierpension zu leben: Zusätzlich zum metaphorischen Hund schleicht einem auch noch der Hunger wie eine äußerst aufdringliche Katze um die Beine. Beide beäugen sich und buhlen um meine Aufmerksamkeit. Und als ich mich gerade an dieses seltsame Paar gewöhnt habe, ist die Katze plötzlich wieder verschwunden. Soll heißen: Es ist das eingetreten, was ich nie für möglich gehalten hätte: Ich verspüre keinen Hunger mehr!

Ich bin irritiert: Hat mein Körper jetzt endlich kapituliert, hat er eingesehen, dass alles Jammern und Knurren nichts bringt, dass es keine Zwischendurch-Appetithäppchen mehr gibt? Haben wir das Hungertal endlich durchschritten? Das wäre ja wunderbar!

Ich fühle mich meinem Körper auf eine spannende Art näher als bisher, mache mir mehr Gedanken als sonst über eher unscheinbare Organe. Meiner Bauchspeicheldrüse gegenüber habe ich nach all den Erkenntnissen sogar ein ziemlich schlechtes Gewissen, zumal ich in den letzten Wochen kohlenhydratmäßig häufig über die Stränge geschlagen habe. Umzug und Renovierungsmarathon, in die wir uns freiwillig und mit Freude begeben haben, waren anstrengender als gedacht. Und anstatt mehr Ruhephasen einzubauen, haben wir gegen Erschöpfung und Müdigkeit angegessen. Schnelle Energie war gefragt, also gab es überwiegend Kohlenhydrate: Brot, Pasta, Kartoffeln, Müsli etc. Das hat meine arme Drüse fast ins Burnout getrieben, wie mir jetzt klar ist. Ich bin mir sicher, dass es für sie jetzt keinen himmlischeren Zustand gibt als den der Esspausen. Glücklich, weil temporär arbeitslos!

Ich beschließe, dem Frieden zu trauen und mich ab sofort wieder auf drei Mahlzeiten zu beschränken, in der Hoffnung, dass die neue Esslustabstinenz auch für diese Variante gilt und der Hunger bleibt, wo der Pfeffer wächst.

19. Mai, Donnerstag: Mutig, mutig

Die letzten Tage waren sehr entspannt, weil frei von jeglichem Hungergefühl. Ich esse jetzt nur noch nach der Uhr. Mich treibt kein Appetit mehr, kein knurrender Magen lenkt mich ab. Ich bin weiterhin sehr fasziniert von dieser Veränderung, mit der ich noch vor einer Woche nie gerechnet hätte.

Weil es mir so gut geht, werde ich mutiger. Oder sollte man es eher leichtsinnig nennen? Wie auch immer, heute werde ich das 24-Stunden-Fasten ausprobieren. Natürlich nicht die Variante, bei der man nur eine Mahlzeit pro Tag zu sich nehmen darf – *so* mutig (oder lebensmüde) bin ich dann doch nicht. Zwei Mahlzeiten, Frühstück und Mittagessen, scheinen mir besser durchhaltbar. Bei der anschließenden 24-stündigen Pause bin ich mir nicht so sicher. Aber wir werden sehen.

Nach einem sehr üppigen Frühstück um 8 Uhr (bestehend aus Rührei, Brötchen, Butter, Käse, großem Obstteller und zwei Cappuccinos) und einem noch üppigeren Mittagessen (Rindersteak medium, mit Brokkoli und Rosmarinkartoffeln* serviert; zum Nachtisch Quarkspeise) läute ich um 13.30 Uhr die Fastenphase ein. Dass 24 Stunden extrem lang sein können, stößt mir gegen 22 Uhr auf. Meine letzte Mahlzeit ist nun mehr als neun Stunden her, und ich habe das erste Mal seit einer Woche heftigen Hunger. Mir knurrt der Magen, und ich hadere kurz mit meinem morgendlichen Einfall. War das doch eine dumme Idee? Nein, Aufgeben ist keine Option! Ich rede mir gut zu und ziehe zur Unterstützung meine Anti-Hunger-Strategie-Liste aus der Schublade. Der Plan steht schnell fest: Erst ein großes Glas Wasser getrunken, Zähne geputzt und dann ab ins Land der Träume.

20. Mai, Freitag: Geht doch!

Nach einer erstaunlich ruhigen Nacht wache ich morgens zwar zeitig, aber erfreulich unhungrig auf. Geringes Magenknurren, das sich prima aushalten lässt. Mir geht es gut, ich bin recht euphorisch, weil mein Körper so flexibel auf Esspausenvarianten reagiert. Hätte ich nicht gedacht. Ein Blick auf die Uhr dämpft die Euphorie allerdings etwas – noch fünf Stunden bis zur nächsten (ersten) Mahlzeit des Tages. Sicherheitshalber werde ich den Vormittag langsam angehen, nur ein wenig Haus- und Gartenarbeit einplanen. Hochgeistige Aufgaben verschiebe ich auf den Nachmittag. Gut, dass ich meine Arbeitszeit so flexibel gestalten kann …

Die Stunden bis zum Mittagessen ziehen sich – mich plagen leichte Kopfschmerzen, und meine Energie reicht nur für das Nötigste. Glücklicherweise scheint die Sonne; ich hadere nicht länger mit meiner Lethargie, sondern schnappe mir einen Roman und setze mich in den schattigen Teil des Gartens. Eine Vorsichtsmaßnahme, über die mein schwankender Kreislauf dankbar ist. Das Magenknurren wird jedoch leider mit jeder gelesenen Seite lauter und störender. Meine Konzentration scheint proportional dazu abzufallen. Aber ich will durchhalten. Wäre doch gelacht!

Um Punkt 13 Uhr schleppe ich mich (und meinen jetzt ausgewachsenen Bärenhunger) in die Küche und beginne, mir ein Mittagessen zu bereiten, das mich die nächste Fastenphase garantiert durchhalten lässt: Ich koche einen großen Topf Milchreis*. Während der Reis gemütlich aufquillt, esse ich eine Schale Tomatensalat, der im Kühlschrank schon seit gestern tapfer auf mich wartet. Nach zwei Tellern Milchreis gönne ich mir noch eine großzügige Portion frische Himbeeren. Mein Sättigungswert auf einer Skala von 0 bis 10: 12,3.

Gut zu wissen: MÖGLICHE NACHTEILE DES FASTENS.

- Unterzuckerung.
- Kopfschmerzen.
- Konzentrationsprobleme.
- Gefahr des Überessens in Essphasen.
- Natürliches Sättigungsgefühl wird ggf. ausgehebelt.

Erstaunlicherweise verspüre ich nach diesem hochkalorischen Mahl nicht das fest eingeplante Energiehoch. Nicht mal einen kleinen Kick, der mich motivieren könnte, die auf dem Schreibtisch wartende Arbeit zu erledigen. Stattdessen zieht es mich wieder auf die Gartenliege – na gut, dann jetzt eben einen Mittagsschlaf und anschließend einen Kaffee. Fasten entschleunigt, eindeutig. Muss man sich aber leisten können. Das schlechte Gewissen begleitet mich in den Schlaf – ich träume von schimpfenden Lektorinnen und kopfschüttelnden Verlagsmitarbeitern. Nach 20 Minuten wache ich zwar leicht gerädert, aber dennoch deutlich energiegeladener auf. Der Kaffee und das Sinnieren über den schlechten Traum geben mir den Tritt in die richtige Richtung – Schreibtisch, ich komme!

Die zweite und letzte Mahlzeit des Tages nehme ich um 18 Uhr zu mir; wieder Milchreis, diesmal jedoch nur einen Teller, dafür üppig mit Zucker und Zimt bestreut. Anschließend knabbere ich frische Gemüsesticks (Gurke, Paprika, Kohlrabi) zu einer mit Räucherlachs belegten Scheibe Vollkornbrot. Als das letzte Stück Gurke verputzt ist, beschließe ich, diese Fastenvariante noch ein paar Tage lang auf mich wirken zu lassen. Allerdings würden nun eigentlich zwei bis drei »normale« Esstage folgen. Da ich das Fasten-Experiment an sich jedoch nicht unterbrechen möchte, werde ich zwei »8-13-18«-Tage einlegen.

24. Mai, Dienstag: Durchhalten lohnt sich!

Nach einem guten »8-13-18«-Wochenende klappt das zweite 24-Stunden-Fasten deutlich besser als der erste Versuch. Obwohl es gestern wieder nur zwei Mahlzeiten gab (8 und 14 Uhr), hielt sich der Hunger gestern Abend und auch heute Vormittag in relativen Grenzen. Die Energieschwankungen sind nur noch marginal spürbar, was sicher daran liegt, dass ich meine Kräfte jetzt besser einzuteilen vermag. Trotzdem merke ich, dass diese Fastenvariante keine werden wird, die ich dauerhaft in mein Leben integrieren möchte. Ich esse einfach viel zu gerne, um regelmäßig 24 Stunden am Stück darauf verzichten zu wollen. Wobei es aber durchaus ein gutes Gefühl ist, dass man es *könnte …*

31. Mai, Dienstag: Der letzte Tag, aber nicht das Ende

Die letzten sechs Tage des Experiments reiße ich entspannt herunter. Drei Mahlzeiten am Tag, feste Fastenphasen von zweimal 5 Stunden tagsüber und 14 Stunden abends/nachts. Klappt wunderbar. Diese Variante hat so viele Vorteile, dass ich mir gut vorstellen könnte, so für den Rest meines Lebens zu essen. Auch gegen den Widerstand meiner Familie, die dieser Art der Mahlzeitengestaltung nicht viel abgewinnen kann. Muss sie ja auch nicht, denn ich bin überzeugt, dass ein Nebeneinander sehr gut möglich ist. Am besten vegetarisch!

Was es mir gebracht hat

Positiv

- Auch dieses Experiment hat mein Bewusstsein geschärft; ich bin froh, dass ich mir das Grazing abgewöhnen könnte.
- Ich bin 1,5 Kilo leichter als vor dem Fastenabenteuer, fühle mich energiegeladen und gesund. Ein schöner Zustand!

Gut zu wissen: *WEITERE MÖGLICHE VORTEILE DES I-FASTENS.*

- Bewussteres Essen/klügere Lebensmittelauswahl, weil weniger Gelegenheiten zur Nahrungsaufnahme.
- Mehr Kontrolle über den eigenen Körper.
- Ein Plus in der Haushaltskasse, weil meist weniger Lebensmittel benötigt werden.
- Eine erhöhte Produktivität, da man seine Arbeit nicht so oft unterbrechen muss.

Negativ

- Der Hunger und Widerstand, den mir mein Körper in den ersten Tagen entgegengebracht hat, war zeitweilig schwer zu ertragen. Um dieses Hungertal zu durchschreiten, braucht es einen eisernen Durchhaltewillen.
- Die Gefahr, das natürliche Sättigungsempfinden auszuhebeln und in den Essphasen mehr zu essen, als man eigentlich benötigt, ist relativ groß.

Mein Fazit

Wer Hunger schlecht und nur wenige Minuten aushalten kann, ist mit dieser Ernährungsweise nicht besonders gut beraten, weil der Körper in der Regel einige Tage benötigt, um sich an die neue Situation zu gewöhnen. Kinder und Schwangere sollten grundsätzlich nicht fasten, auch nicht in Teilzeit. Allen anderen, die gesund sind und die Herausforderung lieben, können einige Varianten des I-Fastens einen guten Einstieg in eine bewusstere Ernährung bieten. Meinen (zuckersüchtigen) Klienten würde ich diese Ernährungsform prinzipiell empfehlen, weil die Fastenphasen die meist arg gebeutelte Bauchspeicheldrüse entlasten. Diabetes kann so verhindert oder – wenn schon erste Tendenzen vorliegen – gebessert oder gar gestoppt werden.

TEIL 2

ein gesundes Locker-Lecker-Leben

So kann es gelingen

Immer mehr Menschen sind auf der Suche nach *der* idealen Ernährung, aber nicht jeder hat Lust und Zeit, alle möglichen Trends auszuprobieren, um die passende Ernährungsform zu finden. Eine, die schmeckt, Spaß macht, sich gut ins eigene Leben integrieren lässt und dazu noch gesund hält. Aber gibt es die überhaupt?

Neulich fiel mir der scheinbar optimale Tipp in die Hände: *Essen Sie: Möglichst wenig; vor allem Pflanzen! Und: Lassen Sie die Finger von dem, was Ihre Oma nicht als Essen erkannt hätte!*

Klingt das nicht herrlich einfach, gesund und auch logisch? Aber, mal ehrlich: Wenn es so simpel wäre, wir uns diese wenigen Worte mal eben zu eigen machen und danach leben könnten – wären uns dann nicht alle essbaren Verlockungen schnurz? Und würde irgendjemand auch nur ein ungewolltes Gramm Übergewicht mit sich herumtragen? Oder neugierig sein auf diesen Teil des Buches, weil endlich eine passende Ess-Strategie her muss? Vermutlich nicht.

Ganz klar: Einfach nur weniger zu essen, sich fast ausschließlich auf Pflanzliches zu stürzen und all die modernen Kreationen der Lebensmittelindustrie links liegen zu lassen, ist für die meisten keine realisierbare Option. Und auch kein attraktives Ziel. Ähnlich sieht es mit der gern zitierten »ausgewogenen Mischkost« aus – geht für viele häufig auch nicht. Weil unklar ist, wie die eigentlich funktioniert und was diese Ernährung für den Einzelnen persönlich bedeutet.

Apropos persönlich: Die wenigsten Menschen wissen, dass jeder Organismus *individuell* ernährt werden will. Soll heißen: Das, was für Ihren Nachbarn/Kollegen/Freund/Partner passt, muss für Sie noch lange nicht optimal sein! Hinzu kommen die ganz eigenen Lebensumstände, Vorlieben und Abneigungen, die für eine wirklich passende Ernährungsform unbedingt berücksichtigt werden müssen. Weil das Scheitern ansonsten vorprogrammiert ist.

Deshalb lege ich all meinen Klienten mit Ernährungsoptimierungswunsch – und gerne auch Ihnen – folgenden wichtigen Satz ans Herz:

»Sie sind Experte Ihres Lebens!«

Soll heißen: Nur die Ernährungsregeln, die wirklich zu Ihnen und Ihrem Leben passen, werden Sie auch nachhaltig umsetzen – vergessen Sie deshalb bitte ab sofort alle Diätpläne, Ernährungstrends und Tipps, die für die ganze Welt Gültigkeit haben sollen. Quälen Sie sich damit nicht mehr herum. Stehen Sie lieber zu Ihrer Individualität und gönnen Sie sich eine ganz persönliche Strategie, die Sie von überflüssigen Pfunden befreit und Ihnen die gesundheitliche Konstitution ermöglicht, die Sie sich wünschen.

Jetzt fragen Sie sich sicherlich, wie Sie zu Ihrer individuellen Strategie kommen sollen? Nun, auch wenn wir uns gerade nicht persönlich gegenübersitzen, um eine inspirierende Ernährungcoachingstunde miteinander zu verbringen, werde ich Ihnen an dieser Stelle einige meiner erprobten Strategieschrauben verraten, die Ihnen helfen können, sich auf Ihren erfolgreichen Weg zu begeben. Meine Empfehlung: Setzen Sie sich mit jeder gedanklich auseinander und ziehen Sie Ihre persönlichen Schlussfolgerungen (und schreiben Sie sie, wenn sie mögen, sogar auf).

Strategieschraube I: Ziel festlegen

Ganz klar – ein attraktives Ziel ist die beste Motivation! Also überlegen Sie sich bitte: Wie wäre es für Sie, wenn es ernährungsmäßig ideal laufen würde? Beamen Sie sich in die Zukunft und versuchen Sie, sich folgende Fragen zu beantworten:

Wie steht es um Ihr Gewicht? Was zeigt die Waage an? Wie sehen Sie aus? Wie fühlen Sie sich? An welchen Lebensmitteln laufen Sie künftig erhobenen Hauptes und ohne schlechtes Gewissen vorbei?

Wie geht es Ihnen gesundheitlich? Sind Sie fit, aktiv und frei von Schmerzen oder anderen Einschränkungen? Wie steht es um Ihre Lebensqualität?

Eine meiner Klientinnen, Christina K.[3], hat sich zum Ziel gesetzt, nach mehr als 25 Jahren Kohlenhydratsucht und Diäten-Jo-Jo auszusteigen, um sich endlich auf die Suche nach ihrem persönlichen Wohlfühlgewicht zu machen. Auch wenn das bedeutet, eventuell nie wieder an Größe 38 oder 40 heranzureichen.

Eine andere Klientin hat vor einigen Jahren für sich festgelegt, dass sie unbedingt 125 Jahre alt werden möchte und gesund – also frei von chronischen Krankheiten – sterben möchte. Außerdem ist sie fest entschlossen, mindestens bis zu ihrem 100. Geburtstag regelmäßig mit dem Rad zu fahren. Ein tolles Vorhaben von einer besonderen Frau, die ihre Ziele fest verinnerlicht hat und sich entsprechend gut ernährt – wer sie erlebt, kann sich gut vorstellen, dass es genauso kommen wird!

Strategieschraube II: Veränderungswunsch ermessen

Ein hoch motivierendes Ziel ist die halbe Miete, aber wenn wir ehrlich sind, wissen wir: Die eigene Ernährung zu opti-

3 Namen geändert

mieren kann ein sehr anspruchsvolles und anstrengendes Vorhaben sein. Der Heißhunger auf Was-Auch-Immer kann einem das Leben richtig schwer machen und den kleinen, fiesen Schweinehund in uns immer wieder auf die Probe stellen. Deshalb ist es nötig, sich vor dem ersten Schritt in die neue Ernährungs-Realität die Frage zu stellen: *Wie sehr möchte ich die Veränderung?* Stellen Sie sich eine Skala von 0 bis 10 vor und entscheiden Sie spontan, wie heiß Sie auf Ihr neues Leben sind:

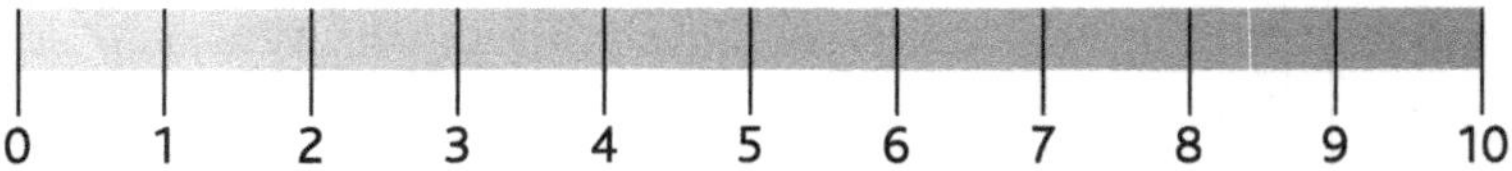

0 = überhaupt keine Lust, 10 = super motiviert

Wie lautet Ihre Antwort? Liegen Sie mindestens bei »6«? Sehr schön – eine weitere gute Voraussetzung, auch tatsächlich in die Veränderung zu kommen!

Neulich rief einer meiner Klienten spontan »12!«. Was leider ein eindeutiges Zeichen von Übermotivation war, das sich dann auch bald negativ auf seinen Durchhaltewillen auswirkte. Er wollte »Extrem-Umkrempeling« betreiben, was aber nicht wirklich zu seiner Veränderungsmentalität passte …

Strategieschraube III: Welcher Veränderungstyp sind Sie?

Ihr Veränderungswunsch ist hoch, aber nicht völlig überzogen? Das klingt gut! Aber bevor Sie nun gleich loslegen, empfehle ich noch einen intensiven Blick auf Ihren Veränderungscharakter. Denn der entscheidet, wie viele ernährungsmäßigen Neuerungen Sie persönlich gut verkraften können:

Der bequeme Komfortzonenliebhaber

Obwohl sich dieser Typus durchaus Veränderungen wünscht, sind die damit verbundenen Umstände nicht so seins. Im Coaching wünscht sich dieser Typ regelmäßig eine gute Fee, die per Wimpernschlag dafür sorgt, dass die 20 kg Übergewicht oder der Diabetes Typ II über Nacht verschwinden. Da es die aber so gut wie nie gibt, sind eher kleine Einzelschritte angebracht.

Der Vorsichtige

Wünscht sich durchaus schnelle Veränderungen und ist bereit, dafür seine Komfortzone zu verlassen. Aber auch bei diesem Typus ist eher weniger mehr. Wenn er nicht überfordert wird bzw. sich nicht selbst überfordert, bestehen gute Chancen auf nachhaltige Verbesserungen.

Der halbwegs mutige Ausprobierer

Dieser Typus lässt sich ein großes Stück von seinem Veränderungswillen tragen und ist häufig sogar bereit, sein Leben ernährungsmäßig relativ stark umzukrempeln, wenn das Ziel stimmt. Trotzdem sollten die Veränderungen eher sukzessive in den Alltag eingebaut werden – das hilft, die Motivation über einen längeren Zeitraum zu halten.

Der hochmotivierte Wechseltyp

Eine neue Ernährungsrichtung? Her damit! Mal eine Zeit lang zum Vegetarismus oder Paleoismus konvertieren? Für diesen Typus kein Problem. Er weiß, was er will, probiert trotzdem gerne aus, verwirft aber auch ohne allzu schlechtes Gewissen wieder, wenn der Style nicht wirklich zum eigenen Leben passt. Sucht sich aus allem das Beste heraus und hat deshalb sehr gute Chancen, seinen individuellen Ernährungsstyle zu kreieren.

Der übermotivierte Weltveränderer
Dieser Typus neigt zu Extremismus und häufig auch zu Dogmatismus. Hat er sich eine Ernährungsform ausgeguckt, will er sie sofort und in absoluter Konsequenz leben. Der Veränderungswille ist groß, und deshalb ist die Umsetzung der neuen Ernährungsregeln meist kein Problem. Nachteil: Leider werden häufig Mitmenschen involviert und mit »Vorträgen« beglückt – ob sie wollen oder nicht.

Haben Sie sich wiedererkannt? Was für ein Typ sind Sie, fühlen Sie sich von einer der Umschreibungen gut wiedergegeben? Oder sind Sie eher ein Mischtyp? Auch gut – Hauptsache, Sie erkennen für sich eine Tendenz, das hilft ungemein, die perfekte Herangehensweise herauszufinden.

Strategieschraube IV: Gewissensfrage – Bin ich ein Kohlenhydratjunkie?

Auch wenn Sie einen im besten Sinne hohen Veränderungswillen haben, gibt es eine Sache, die Sie nach meiner Erfahrung besonders betrachten sollten: Ihren Kohlenhydratkonsum. Vielleicht haben Sie ja bereits beim Lesen des Tagebuchteils eine Ahnung bekommen, dass auch Sie ein Kohlenhydratjunkie sein könnten? Wenn ja, wäre es hilfreich, dieser Ahnung nachzugehen und Ihren Konsum tatsächlich ein paar Tage lang zu überprüfen. Denn Fakt ist: Je carblastiger ihr derzeitiges Leben ist, umso aufmerksamer muss der Umstieg gestaltet werden. Damit Ihnen die Sucht keinen Strich durch die Rechnung macht.

(Nähere Informationen, wie Sie sich von einer evtl. Zucker-/Kohlenhydratsucht befreien können, finden Sie in meinem Buch »Voll auf Zucker – Wie Sie die Sucht nach Süßem überwinden« oder auf meiner Homepage www.martina-fontana.de.)

Strategieschraube V: Grazingtyp oder Esspausenvertreter?

Viele Kohlenhydratjunkies »grasen« den lieben langen Tag. Soll heißen, sie essen sehr häufig, weil sie ständig Appetit bzw. (Heiß-)Hunger haben. Schuld ist fast immer das durch die vielen Carbs verursachte Auf und Ab des Blutzuckerspiegels. Geht es Ihnen ebenso? Oder fällt es Ihnen leicht, fünf und mehr Stunden zwischen den Mahlzeiten vergehen zu lassen? Wenn ja, sind Sie ein typischer Esspausenvertreter, dem eine Ernährungsveränderung grundsätzlich leichter fallen dürfte. Aber selbstverständlich haben auch Grazingtypen gute Chancen auf ein gesünderes Essverhalten – sie sollten jedoch in einem ersten Schritt die Anzahl der täglichen Mahlzeiten reduzieren.

Strategieschraube VI: Bewegungsparameter

Natürlich spielen die Bewegung, die Sie im Alltag haben, und alle zusätzlichen Sporteinheiten, die Sie sich hoffentlich gönnen, eine große Rolle für die Ziele »Gewicht« und »Gesundheit. Neulich habe ich einen sehr wahren Satz gehört, den ich gern mit Ihnen teilen möchte:

»Wer sich jetzt keine Zeit für Bewegung nimmt, wird später viel Zeit für seine Krankheiten brauchen!«

Also, Hand aufs Herz: Wie hoch ist Ihr derzeitiges Bewegungslevel? Bewertet anhand der schon bekannten Skala von 0 bis 10?

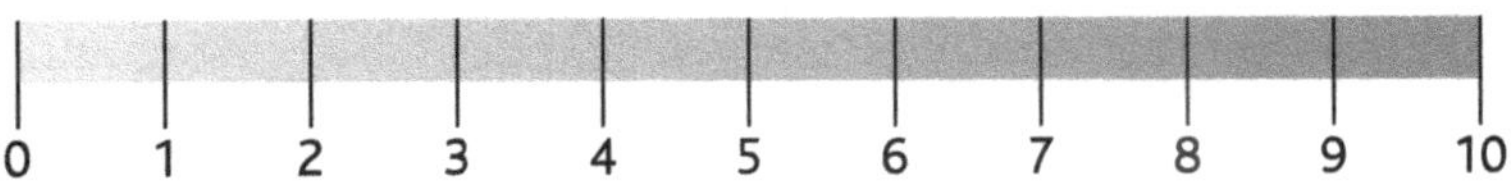

0 = Bewegung – was ist das?, 10 = Sport ist mein größtes Hobby – morgen geht's zum Ironman nach Hawaii; außerdem bewege ich mich zusätzlich, wann immer es geht!

Wo stehen Sie? Sind Sie zufrieden mit Ihrem Bewegungsanteil, oder geht da noch was? So oder so: Je mehr Bewegung Sie in Ihr Leben bringen, umso bewusster und gesünder essen Sie! Und umso mehr ernährungsmäßige Ausrutscher können Sie sich erlauben. Wissen Sie aber sicher.

Strategieschraube VII: Destruktive Gedankenstrukturen erkennen, eliminieren und erwachsen reagieren

Bestimmt haben Sie auch schon erlebt (oder zumindest davon gehört), dass die richtigen Gedanken entscheidend zum Erfolg eines Vorhabens beitragen. Leider neigen die meisten Menschen jedoch dazu, sich gedanklich eher zu demotivieren oder gar regelrecht auszupeitschen.

Meine Klientin Sabine W. bringt es auf den Punkt: »Ach, wissen Sie, eigentlich weiß ich genau, was mir guttäte, was ich essen und wovon ich lieber die Finger lassen sollte. Aber irgendwie hapert es immer wieder mit der Umsetzung. Entweder gleich, weil ich denke, dass das sowieso nichts werden kann. Oder ich reiße mich eine Woche mit purer Willenskraft am Riemen, aber dann kommt die erste Einladung oder andere Abweichung vom normalen Alltag, und ich gerate wieder ins alte Fahrwasser. Dann ist der Tag für mich eh verschlissen, und ich esse den Rest des Tages nur noch ungesund. Am nächsten Tag versuche ich dann einen Neustart, der aber auch nicht lange funktioniert. Die Abstände zwischen ›verschlissen‹ und ›Neustart‹ werden immer kürzer, und am Ende gebe ich frustriert ganz auf, esse wie verrückt das falsche Zeug und nehme natürlich noch mehr zu. Es ist zum Verrücktwerden!«

Immer, wenn in meiner Praxis solche oder ähnliche Sätze fallen, werde ich hellhörig. Manchmal ist es tatsächlich nur die alte Gewohnheit, die einfach nicht weichen möchte, aber sehr oft steckt hinter solchen verzweifelten Aussagen ein anderes Phänomen: negative Gedankenkonstrukte, die Sie so fest verinnerlicht haben, dass Sie sie gar nicht mehr infrage stellen. Die Sie für bare Münze nehmen, obwohl sie uns nur daran hindern, (nicht nur ernährungsmäßig) das Leben zu leben, das wir eigentlich gerne hätten. Ich nenne diese schlechten Denkgewohnheiten Quatschikowkis (kurz: Quatschis) – weil sie gute Gedankengänge unterwandern und Veränderung verhindern, indem sie quasi immer wieder dazwischenquatschen. Nicht selten entfachen sie heftige innere Diskussionen, die zur Verzweiflung bringen können und den Spaß und Mut rauben, den alle Veränderungswilligen so dringend für eine neue Richtung bräuchten. Häufig haben sich jedoch bestimmte Quatschis dank jahrelangem Training schon so verinnerlicht, dass sie ihre unschöne Wirkung tun, ohne dass Sie noch bewusst darüber nachdenken.

Es existieren mehrere Quatschis, die vielen Menschen das Leben schwer machen (in Anlehnung an die »Mindfuck-Theorien« meiner geschätzten Coach-Ausbilderin Dr. Petra Bock, www.mindfuck-coaching.com). Beim Thema Ernährung sind nach meiner Erfahrung folgende Quatschi-Ausformungen besonders häufig anzutreffen, die sich auch gern zusammentun und gemeinsame Sache machen:

- **Desaster-Quatschi.** Er sorgt dafür, dass Sie sich selbst einreden, dass Ihr Vorhaben ganz sicher scheitern und ein katastrophales Ende nehmen wird. Dass Sie letztendlich – je nach Ziel – entweder der Jo-Jo-Effekt überrollen wird (100kg Übergewicht mindestens!) und/oder Sie eines Tages sowieso an einer (oder mehreren) schwerwiegenden ernährungsbedingten Krankheit sterben werden. Das macht Angst und lässt Sie in dem ausharren, was gerade ist.

- **Argwohn-Quatschi.** Dieser gemeine Bursche schürt Ihr Misstrauen gegen sich selbst und liegt Ihnen mit so unschönen Sätzen wie: «Das schaffst du doch sowieso nicht!« oder »Was bildest du dir ein?« in den Ohren. So sorgt er effektiv dafür, dass Sie nachhaltig an Ihrer Lernfähigkeit zweifeln. Nebenbei beerdigt er jeden Funken Veränderungswillen.

- **Perfektions-Quatschi.** Er kümmert sich darum, dass Sie sicher an Ihren eigenen Idealvorstellungen, denen Sie gefälligst entsprechen sollen, scheitern. Gedanken wie »Du warst doch noch nie schlank wie ein Model/eine Elfe/ein Star. Wie kommst du darauf, dass das jemals anders werden sollte?« sind typisch für diesen Quatschi. Auch gern genommen und genauso mies: »Nur wer perfekt ist, ist in Ordnung!« Dieser Quatsch(i) ist extrem weit verbreitet und doch nichts anderes als eine unnütze Plage.

- **Druckmacher-Quatschi.** Dieser Fiesling macht jedes Vorhaben zur Hölle, indem er dafür sorgt, dass Sie sich ordentlich unter Druck setzen. Fast alle Abnehmwilligen aktivieren diesen Quatschi, indem sie sich mit solchen oder ähnlichen Sätzen drangsalieren: »Wenn ich bis zum Urlaub nicht diese nervigen 10kg loswerde, kann ich mich auf keinen Fall im Bikini sehen lassen. Die Leute werden mit dem Finger auf mich zeigen und denken, dass ich eine willensschwache Essmaschine bin!« Oder: »Ich darf nie (!) mehr naschen, sonst werde ich eines Tages platzen!« Auch sehr beliebt: »Wenn ich mich nicht tausendprozentig an die Vorgaben der Diät xy halte, wird das Abnehmen garantiert nicht klappen!« Solche unschönen Wenn-Dann-Formulierungen sind typisch für diesen Quatschi, der so eigentlich nur dafür sorgt, dass Sie Ihr Ziel – wenn überhaupt – garantiert nicht entspannt erreichen.

- **Übermütigkeits-Quatschi.** Manchmal triggern Sie bestimmte Ziele so sehr an, dass Sie in die Übermotivationsfalle rutschen. Der dazugehörige Quatschi redet Ihnen dann ein, dass Sie die Welt aus den Angeln heben, wenn Sie nur von Anfang bis Ende alles geben. Und am besten noch viel mehr. Diese extreme Einstellung kann bei einer Ernährungsumstellung durchaus kurzzeitig beflügeln, sorgt aber erfahrungsgemäß schnell dafür, dass Sie sich überfordern. Und dann – bei Gegenwind – die Lust verlieren.

Quatschis sind gemein, denn sie produzieren ausschließlich (!) störende Gedanken. Erzähle ich meinen Klienten von den Gedankenmonstern, sind die meisten erst sehr erstaunt. Gehen wir dann die einzelnen Quatschis durch, folgt quasi immer das große Erkennen der ganz persönlichen Gedankenmonster-Kombination.

Frage ich meine Klienten anschließend, wie sie sich fühlen, wenn die Quatschis aktiv sind, höre ich häufig: mutlos, überfordert, ängstlich, traurig, hilflos und/oder trotzig. Spannend ist, dass sich dann häufig Stimmlage und Körperhaltung des Klienten verändern – da verwandeln sich gestandene Erwachsene, die mitten im Leben stehen, in kleine Kinder.

Manche Klienten reagieren anders auf die negativen inneren Gedankenbombardements: Sie fangen z. B. an, sich für ihre »Unfähigkeit« zu beschimpfen, sich Schuldgefühle einzureden und sich selbst »von oben herab« zu behandeln. Als wäre da zusätzlich ein oberlehrerhafter Besserwisser in ihrem Kopf, der sie fertigmachen will. Oder ein hartherziges Elternteil, das sie so »züchtigen« will.

Egal, welche Variante eintritt – beide sorgen dafür, dass wir uns schlecht fühlen. Und in einen inneren Zustand rutschen, der nichts mehr mit der Realität unseres erwachsenen Daseins zu tun hat.

Die drei Ich-Modi

Wussten Sie, dass es – psychologisch gesehen – drei Modi gibt, in denen Sie (resp. Ihr »Ich«) sich befinden können?

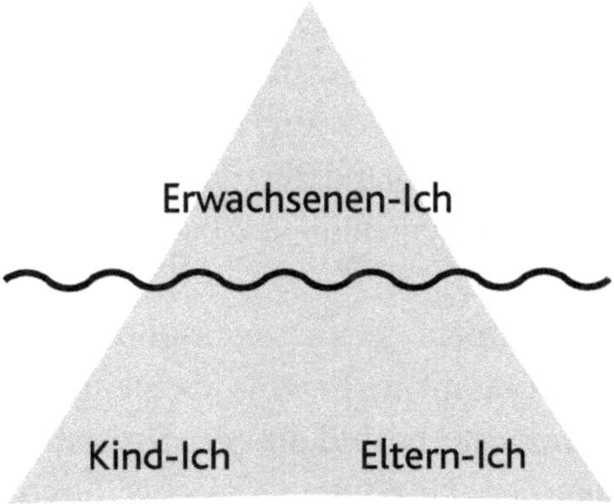

Stellen Sie sich die eingezeichnete Linie als Ihre persönliche innere Wasseroberfläche vor. Solange Sie sich oberhalb dieser Grenze, also im **Erwachsenen-Ich**, befinden, ist die Welt in Ordnung. Denn in diesem guten, erwachsenen Modus fühlen Sie sich klar, stabil und wirksam. Von hier aus können Sie all Ihre Vorhaben konstruktiv durchdenken und auch durchführen!

Sind jedoch Ihre Quatschis aktiv, sind Sie quasi unter die Wasseroberfläche gerutscht. Entweder befinden Sie sich dann in einem kindlich hilflosen, aggressiven und/oder trotzigen Zustand, dem **Kind-Ich,** oder im sogenannten **Eltern-Ich**, in dem Sie sich selbst gegenüber als strafender, bewertender Elternteil auftreten.

(Übrigens wandern viele Menschen, wenn sie erst einmal »abgetaucht« sind, zwischen den beiden unguten Modi hin und her – z. B. einerseits hilflos und weinerlich (»Ich schaffe das nie!«), dann elterlich strafend (»Jetzt reiß dich endlich zusammen!«), um dann wieder zu jammern. Und so weiter.)

Sie ahnen es sicher – beide Zustände sind nicht besonders hilfreich. Weder für Ihren Plan, die eigene Ernährung umzustellen, noch für alle anderen Themen des Lebens. Sie strampeln dann unter der Wasseroberfläche, behandeln sich selbst nicht mehr als Erwachsenen, verlieren unnötig Kraft und Stabilität sowie den Blick für die vielen Möglichkeiten, die sich real bieten. Und Sie vergessen beim Wasserzappeln, dass Sie eigentlich in jeder Lebenssituation die Wahl haben, erwachsen und selbstwirksam zu agieren!

Wenn Sie die Quatschikowski-Stellschraube besonders anspricht und Sie vielleicht sogar schon den einen oder anderen Quatschi als Ihren persönlichen Störer erkannt haben, möchte ich Ihnen sehr ans Herz legen, sich von diesem unschönen inneren Dialog zu befreien. Damit es Ihnen endlich besser gelingt, Ihre persönlichen Ziele möglichst ungestört und sabotagefrei zu erreichen. An dieser Stelle nur ein kleiner Überblick zu den notwendigen Schritten[4]:

- Identifizieren Sie Ihre Quatschis, indem Sie sie anhand der Beschreibungen zuordnen. Spannenderweise fühlen sich die Quatschis dann regelrecht ertappt und verlieren an Kraft. Glauben Sie nicht? Probieren Sie es aus!
- Überprüfen Sie Ihren Ich-Modus. Wo befinden Sie sich gerade? Erwachsenen-, Kind-, Eltern-Ich?
- Versuchen Sie, mit etwas Abstand auf die Situation zu blicken. Und dann überlegen Sie: Wie würden Sie normalerweise, also als selbstwirksamer Erwachsener, der Sie ja eigentlich sind, an die Sache herangehen?
- Üben, üben, üben! Je öfter Sie die Gelegenheiten nutzen, umso schneller wird es Ihnen gelingen, wieder ins Er-

4 (Ebenfalls angelehnt an die Mindfuck-Methode von Dr. Petra Bock. Ausführlichere Informationen finden Sie auf www.martina-fontana.de/Quatschi-Coaching.)

wachsenen-Ich zurückzukehren und eine klare und stabile Haltung zum Thema einzunehmen!

Und nun?

Nun kennen Sie die nach meiner Erfahrung wichtigsten Strategieschrauben für die ersten Schritte in die richtige Richtung. Wenn Sie diese gedanklich durchgegangen sind, wissen Sie jetzt wahrscheinlich mehr über sich und Ihre persönlichen Bedürfnisse und Fallstricke. Haben Sie das Gefühl, dass es Ihnen jetzt etwas leichter fallen dürfte, sich auf eine neue Ernährungsform oder Optimierung einzulassen, um Ihr nun klar definiertes Ziel zu erreichen? Wenn nicht: Erweitern Sie (wenn nötig) Ihr Wissen, recherchieren Sie, suchen Sie nach Rezepten, die Ihnen Appetit machen und/oder tauschen Sie sich mit ernährungsmäßig ähnlich Denkenden aus. Wenn auch das noch nicht ausreicht, denken Sie darüber nach, ob Sie ein Ernährungscoaching buchen möchten, das Ihnen zu (noch) mehr Klarheit verhilft.

Wie weiter?

Sie sind so weit und möchten loslegen? Prima! Dann ist jetzt der richtige Zeitpunkt, das Grobtuning (und vielleicht auch die Feinplanung) der für Sie wichtigen Ernährungsaspekte anzugehen. Bitte werfen Sie noch einmal einen Blick auf Ihr festgelegtes Ziel und überlegen Sie nun detaillierter, was Ihnen für den Weg wichtig ist. Konnten Sie meine verschiedenen Erfahrungen (siehe Teil I) inspirieren? Gibt es Ernährungsrichtungen, die Sie konsequent ausschließen? Und andere, die Ihnen spontan zusagen oder Sie zumindest neugierig machen? Wenn ja, empfehle ich Ihnen, sich eine kleine Liste oder Zeichnung anzufertigen, die alle Aspekte enthält, die Ihnen wichtig sind. Hier ein Beispiel: Meine Klientin Katharina K. hatte sich vorgenommen, die aus ihrer Sicht

»nervige Zwischendurchesserei« einzudämmen und künftig rein pflanzlich zu essen. Ob vegetarisch oder vegan, wollte sie nach einigen Wochen entscheiden. Sie verschriftete ihre Ideen/Vorhaben:

- Nur noch drei Mahlzeiten täglich
- Esspausen von mind. vier Stunden einhalten
- Kein Fleisch und keinen Fisch
- Evtl. keine Eier und/oder Milchprodukte
- Möglichst keine künstlichen Kohlenhydrate/Industriezucker
- Bevorzugt naturbelassene Lebensmittel (max. fünf Zutaten)
- Mehr Gemüse als Obst (mindestens fünf Portionen Gemüse, max. drei Portionen Obst)
- Evtl. keine Produkte mehr aus Wolle, Leder etc. kaufen
- Drei feste Sporttermine pro Woche

Um die Sporttermine auch wirklich umzusetzen, hat sie sich vorgenommen, gemeinsam mit einer guten Freundin zu trainieren. Der beste Motivationstrick überhaupt, denn: Regelmäßige Absagen gefährden die Freundschaft!

Wie sieht Ihre »Liste der Möglichkeiten« aus? Haben Sie Ideen gesammelt, deren Umsetzung Ihnen attraktiv erscheint? Wenn ja, lautet die nächste Frage: Wann wollen Sie beginnen, einige (oder alle?) der Ideen in den Alltag einzubauen? Wie wäre es, wenn Sie mit sich selbst (schriftlich) einen Starttermin vereinbaren? Und dann auch wirklich loslegen?!

Zu guter Letzt

Weil sehr wahrscheinlich die Phase kommen wird, in der es nicht perfekt läuft und Sie vielleicht schon aufgeben wollen, möchte ich Ihnen zu guter Letzt noch meine beiden liebsten

Tipps verraten, die dafür sorgen können, dass Ihnen die Druckmacherquatschis nicht den Spaß verderben:

Drucknehmer I: Nur heute!

Sie laufen schon einige Tage mit einem schlechten Gewissen herum, weil nichts so richtig klappt? Machen Ihnen Termine und Einladungen immer wieder einen Strich durch die Rechnung? Befürchten Sie, dass Sie – wie schon so oft – scheitern?

Denken Sie nicht mehr über vergangene Fehlversuche oder künftige, womöglich schwierige Tage nach. Schalten Sie Ihr Kopfkino aus und lassen Sie das mentale Auspeitschen sein. Beschließen Sie lieber, sich nur auf diesen Tag (nur heute!) zu konzentrieren. Und ihn so gut zu gestalten, wie es eben geht. Und wenn Sie nur einen Aspekt aus Ihrer Liste realisieren konnten – so what? Denn auch einer bedeutet: drangeblieben!

Drucknehmer II: Teilzeit geht immer!

Sie wollen Ihre neue Ernährung so gern perfekt umsetzen und quälen sich doch immer wieder mit Ess-Gelüsten herum, die Ihnen das Durchhalten schwer machen?

Wie wäre es dann mit einer Teilzeitvariante, die es Ihnen ermöglicht, in (natürlich individuell) festgelegten Zeitrahmen das zu essen, wonach Ihnen der Sinn steht? Leben Sie z. B. an fünf von sieben Tagen Ihr Leben als Vegetarier, Veganer, Paleoaner, Raw-Foodie oder was auch immer und gönnen Sie sich am (Schlemmer-)Wochenende all das, was Sie möchten bzw. früher mochten. Hauptsache, Sie beschränken das Schlemmen auf maximal zwei Tage pro Woche.

Einige meiner Klientinnen leben »BimiOG« – eine spezielle Form des Teilzeitvegetarismus, bei der man an einer selbst festgelegten Anzahl von Wochentagen bis mittags nur Obst und Gemüse isst. Natürlich nur frisch und unverarbeitet. Zugegebenermaßen etwas gewöhnungsbedürftig, dafür kann der Rest des jeweiligen Tages essenstechnisch frei gestaltet werden. Die großen Vorteile dieser Variante: Der Obst- und Gemüsebedarf wird zeitig und sicher gedeckt. Außerdem sorgt die kalorienmäßig spartanische Nahrungsaufnahme dafür, dass der Körper eventuelle abendliche Esssünden eher verzeiht bzw. verarbeitet, statt sie auf den Hüften landen zu lassen …

Übrigens: Auch ich praktiziere »Teilzeit«, wenn nicht gerade ein Ernährungsexperiment ansteht. Dann gönne ich meiner Familie und mir am Wochenende, wonach uns kulinarisch der Sinn steht. Das entkrampft und hat sicher schon die eine oder andere Freundschaft vor dem Aus bewahrt, weil wir uns flexibel an liebevoll gedeckte Tische setzen und auch essen können, was uns serviert wird. Und umgekehrt setzen wir auch keine ei- und/oder zuckerfreien Kuchen noch spezielle (fleischlose) Gerichte vor, die sich niemand gewünscht hat. Essen und essen lassen lautet die Devise, mit der wir – besonders an den Wochenenden – sehr gut fahren!

Welchen Weg Sie auch einschlagen werden – ich wünsche Ihnen viel Erfolg beim Erreichen Ihrer Ziele! Wenn Sie mögen, schreiben Sie mir von Ihren Erfahrungen (info@martinafontana.de) – ich freue mich drauf!

Die »Gut zu wissen«-Kästen im Überblick